Stock
und Stein
Verlag Krefeld

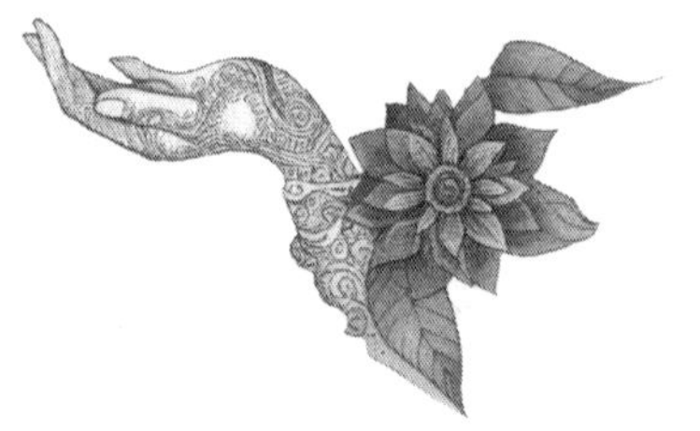

Mila S. Himmelreich

Pancha... was? Panchakarma!

Eine ayurvedische Panchakarma-Kur in Sri Lanka

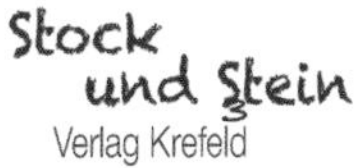

Einige Namen wurden aus Gründen des Persönlichkeitsschutzes geändert.

"Pancha... was? Panchakarma!" ist in der Deutschen Nationalbibliothek verzeichnet.

Erstausgabe 2024
herausgegeben von Stock und Stein Verlag Krefeld
Susanne Goertz
Raderfeld 30 b
47807 Krefeld
www.stockundsteinverlag.de

Fotografien: Mila S. Himmelreich
Umschlaggestaltung: Susanne Goertz, unter Verwendung lizenzfreier Abbildungen von *Pixabay*

Gesetzt aus der Times New Roman und der Shoganai.
Gesamtgestaltung, Lektorat und Satz, Grafik "Ayurveda-Elemente und Doshas": Susanne Goertz, *www.extratour-media.de*
Druck und Bindung: *Bookpress*

ISBN 978-3-9824910-1-1
1. Auflage 2024

Inhalt

Hinweise

Begriffe im Text, denen ein > vorangestellt ist, finden Sie im Anhang ausführlich erklärt.

Exkurse sind in Kästen gesetzt und finden sich auf fortlaufenden linken Buchseiten.

Auf das Gendern (geschlechtergerechte Sprache) wurde zugunsten des Leseflusses verzichtet.

Haftungsausschluss

Der Inhalt des Werkes wurde mit größter Sorgfalt zusammengestellt. Das Buch spiegelt die persönlichen Erfahrungen und Meinungen der Autorin wider und kann aufgrund der Komplexität des Themas keinen Anspruch auf Vollständigkeit und Richtigkeit erheben. Der Verlag sowie die Autorin übernehmen keine Haftung für die Aktualität, Richtigkeit und Vollständigkeit des Buchinhaltes. Für fehlerhafte Angaben in irgendeiner Form und eventuell daraus entstehende Folgen kann weder vom Verlag noch von der Autorin juristische Verantwortung sowie Haftung übernommen werden. Rechts- und Schadenersatzansprüche sind ausgeschlossen.

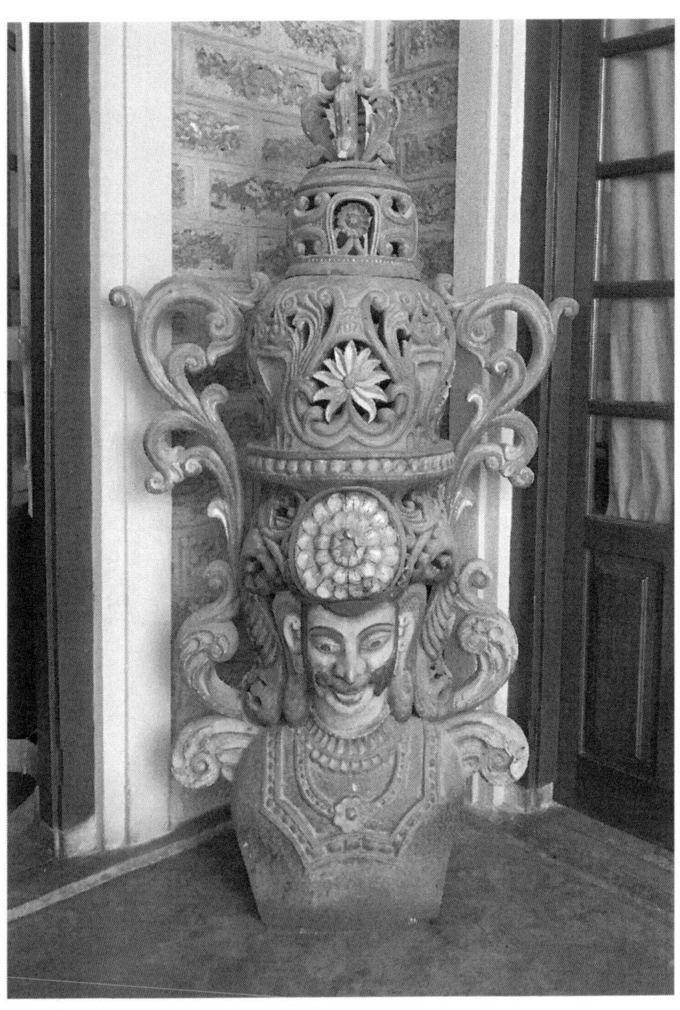

Sri Lanka – exotische Hausdekoration

Vorwort

Zugegeben, von Ayurveda hatte ich schon gehört, bevor ich mich näher damit beschäftigte. Aber ich stellte mir vor, dass es sich dabei wohl um irgendein fernöstlich geprägtes Ernährungsmodell handeln wird. Und wie mir beim Durchblättern einer dieser Lesezirkel-Zeitschriften, die bei meinem Orthopäden auslagen, auffiel, gehörte ein Stirnguss mit Öl offensichtlich dazu, auch wenn ich nicht verstand, wie diese beiden Dinge zusammenpassten. Die Werbeanzeige zeigte eine fabelhaft aussehende Frau mit einer Orchideenblüte hinterm Ohr. Sie lag lächelnd und mit geschlossenen Augen auf dem Rücken, während aus einer Art Messingschale ein dünner Strahl Öl auf ihre Stirn floss. Das Bild wirkte auf mich herrlich exotisch und vermittelte den Eindruck von Wellness, Exklusivität, Jugendlichkeit und Schönheit. Darunter prangte in gefälliger Schrift der Slogan „Panchakarma – Ihr Herzstück des Ayurveda". Ayurveda war mir schon ein Rätsel, aber Panchakarma – was war denn das nun?

Zu Beginn möchte ich kurz umreißen, wobei es bei Panchakarma geht und anschließend meine persönlichen Erfahrungen damit schildern. Denn als ich selbst vor meiner ersten Panchakarma-Kur nach entsprechender Literatur suchte, um zu erfahren, wie eine solche „Behandlung" denn genau abläuft, habe ich fast keine Informationen darüber gefunden. Bis auf die Werbetexte unterschiedlicher Hotels und Kurzentren natürlich, aber das waren nicht die Eniblicke, die ich suchte. Ich wollte einen Erfahrungsbericht lesen, und jetzt schreibe ich einen, um anderen Informationen zu bieten.

Tatsächlich entzieht sich das komplexe Ayurveda-System oft

unserem westlichen Verständnis der Schulmedizin. Wir sind an unsere Arztbesuche gewohnt, die Diagnosemethoden, die Medikamentenversorgung und die Behandlungsarten. Aber im Osten, genauer gesagt in Indien entwickelte sich die Medizinlehre etwas anders als bei uns. Ayurveda ist eine seit Jahrtausenden tradierte Kombination aus Philosophie und Erfahrungswerten. Es konzentriert sich auf die physikalischen, spirituellen, mentalen und emotionalen Aspekte, die für Krankheit und Gesundheit des Menschen entscheidend sind. Der Anspruch des Ayurveda ist ganzheitlich, und so gehören verschiedene Therapiearten zur Behandlung. Diese werden auf jeden Patienten individuell abgestimmt. Ayurveda ist also viel mehr als Wellness, Lifestyle und Kosmetik.

Panchakarma bedeutet wörtlich übersetzt "fünf reinigende Therapien". Diese werden Sie im Verlauf der folgenden Geschichte kennenlernen.

Allgemein formuliert handelt es sich bei Panchakarma um eine medizinisch orientierte Regenerations- und Reinigungskur im Ayurveda. Sie dauert mindestens zwei bis drei Wochen und ist kein reines Zuckerschlecken. Sie soll helfen, intensiv zu „entgiften" und die drei sogenannten > Doshas (Vata, Pitta und Kapha) wieder ins Gleichgewicht zu bringen.

Eine „echte" Panchakarma-Kur hat wenig Ähnlichkeit mit einem Wellnessurlaub. Neben dem körperlichen Aspekt der Reinigung geht es auch um das Loslösen von alten leidigen Gewohnheiten. Dabei helfen eine Unzahl von Therapiemethoden, denen tiefgreifende Wirkungen auf Körper, Geist und Seele zugeschrieben werden. Während der Kur sind übrigens Alkohol, Zigaretten, Kaffee und Fleisch tabu. Dafür stchen mehrere Liter heißes Wasser täglich auf dem Speiseplan …

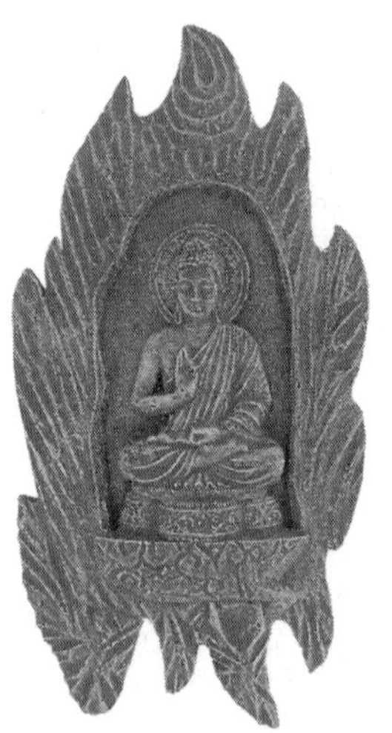

1

Ob es der Verzehr der käsebeladenen Pizza gestern Abend war oder das beunruhigende Gefühl, das mich beschlich, als das Handy kurz nach dem Essen klingelte, kann ich gar nicht sagen. Am anderen Ende der Leitung meldete sich das Altenheim und teilte mir mit, dass mein Vater soeben wieder gestürzt sei. Glücklicherweise jedoch ohne schwerwiegende Folgen. Ich erschrak.

„Soll ich kommen?“, fragte ich.

„Nein, nicht nötig, aber wir müssen uns demnächst über andere Hilfsmittel für Ihren Vater unterhalten“, meinte der Altenpfleger. Ich legte auf, seufzte und machte mir einen Tee. Mir war schlecht, wie so oft, wenn ich mit negativen Dingen konfrontiert wurde. Da machte es schon keinen Unterschied mehr, ob es sich um ein schwieriges Problem oder eine Banalität handelte.

Einer unserer beiden Jungs ist schon aus dem Haus, beide sind fast mit ihren Ausbildungen fertig. Sie werden gerade flügge, brauchen aber viel Unterstützung in allen möglichen Belangen. Mein Mann Jannis und ich arbeiten beide Vollzeit und helfen den beiden wo wir können, aber manchmal frage ich mich, wann sie wohl allein zurechtkommen werden. Ich löffelte Zucker in den Tee und dachte zurück an den Tag vor ungefähr einem Jahr, als mein Vater ins Heim musste. Das war ein schlimmer Schritt für ihn. Zuvor klappte es noch einige Monate lang mit Unterstützung eines Pflegedienstes in seinem eigenen Haus, dann ging es nicht mehr und der musste umziehen. Um seine Angelegenheiten kümmere ich mich noch immer.

Später auf der Couch kuschelte ich mich an Jannis. Mein Mann legte den Arm um meine Schulter und ich versuchte halbherzig, dem Actionfilm im Fernsehen zu folgen.

Die Faust im Magen blieb, sie ließ mich in der Nacht erst spät einschlafen und macht mir noch zu schaffen, als am folgenden Morgen um halb sieben der Wecker geht. Bevor ich richtig wach bin, höre ich mich selbst murmeln: „Dienstag. Erst." Noch vier Tage bis zum Wochenende. Und was ist anders am Wochenende, außer dass ich länger schlafen kann? Am liebsten will ich nie wieder aufstehen. Einfach die Decke über den Kopf ziehen … Ein zu allzu lautes Ächzen unterdrückend komme ich aus dem Bett hoch. Ich will Jannis nicht wecken. Ächzen am frühen Morgen! Ich bin „erst" 49, aber wenn mir wie heute so total der Antrieb fehlt und außerdem der Rücken wieder Probleme macht, komme ich mir alt vor. Und der Rücken macht mir oft Probleme.

Ich mache es an dieser Stelle kurz: Wäre mein Wohlbefinden gut gewesen, wäre ich vielleicht nie auf den Gedanken gekommen, mich schließlich für eine Panchakarma-Kur zu interessieren. Aber der Reihe nach.

In einer Mittagspause, die einen hektischen Vormittag im Büro von einem unbefriedigenden Nachmittag trennt, google ich auf meinem Handy nach Begriffen wie „Rückenschmerz" und „Antriebslosigkeit". Ich stoße auf die üblichen Internet-Ferndiagnosen: Depression, Bandscheibenvorfall und so weiter. Aber in irgendeinem Internetportal lese ich: „Der Körper mag nicht zu viel, er mag nicht zu wenig, er mag das Gleichgewicht." Das ist ein einfacher, etwas plakativer Spruch, über den ich fast hinweg lese. Aber ich halte kurz inne und denke darüber nach. Bei mir ist schon lange nichts mehr im Gleichgewicht.

Der Satz steht im Zusammenhang mit einem Bericht über eine sogenannte „Ayurvedische Lehre“. Meine Neugierde ist geweckt.

Anfangs erscheint mir dieses Ayurveda ziemlich kompliziert, aber überaus interessant. Aus Zeitmangel kann ich mich nicht bis in die Details mit der auf den ersten Blick umfassenden Materie befassen. Immerhin versuche ich nach einigen Tagen, die komplexen Erklärungen auf Durchführbarkeit in meinem Alltag zu prüfen. Einen kleinen Anfang machen, das muss doch möglich sein. Also versuche ich, erste kleine Schritte in Richtung Ayurveda zu gehen: eine Lieblingstasse für den Kaffee, die habe ich immer schon. Diese angekitschte Tasse benutze ich nun, um morgens als Erstes warmes, abgekochtes Wasser mit einem Spritzer Zitrone darin zu trinken, bevor ich meine unverzichtbare Droge Kaffee aufschütte. Ich besorge mir ein gutes Sesamöl und schaffe es immerhin ein paarmal in der Woche, morgens den Mund damit zu reinigen. Dazu lasse ich es wie in einer Anleitung beschrieben einige Minuten im Mund herumwandern, um es anschließend auszuspucken. Ein Zungenreiniger aus Kupfer ist auch schnell bestellt und landet einige Tage später in einem wattierten Umschlag in meinem Briefkasten. Den benutze ich seitdem jeden Morgen nach dem Zähneputzen.

Das sind die Dinge, die ich ganz leicht zu Hause umsetzen kann. Sie geben mir das Gefühl, etwas Gutes für mich zu tun, auch wenn es nur wenig ist. Ich mache auch einen > Dosha-Test, den ich in einem alten Ayurveda-Ratgeber finde, um meinen „Typ“ festzustellen. Aber mit der allgemeingültigen Auswertung kann ich nichts anfangen.

Monatelang mache ich weiter mit meinen Gewohnheiten, der Arbeit und dem Familienleben. Was nicht weiterkommt, ist mein Wohlbefinden. Auch der gerade beendete Urlaub in Italien brachte keine richtige Erholung. Wieder daheim denke ich: „Die 14 Tage waren zu kurz. Für einen Urlaub, der entspannen soll, muss ich viel mehr Zeit haben." Aus irgendeinem Grund fällt mir wieder der Satz mit dem Gleichgewicht ein. Ich erkenne mit einem Mal, dass nicht nur die wenige Freizeit das Problem ist.

Donnerstag Nachmittag muss ich nicht arbeiten. Als der Entschluss gefallen ist, es mit einer ayurvedischen Panchakarma-Kur zu versuchen, rufe ich ein Reisebüro in meiner Nähe an, um dort einen Termin zu vereinbaren. Diesem Anruf vorausgegangen waren so einige Abende, die ich mit Internetrecherche verbrachte, um den richtigen Platz für die Durchführung „meiner" Kur zu finden. Damit meine ich sowohl den geografischen Ort, also das Land, als auch das Resort, das so eine Kur anbietet. Ich kenne niemanden, der schon einmal eine solche Reise gemacht hat und mir eine Empfehlung geben könnte. So treibe ich ohne helfende Anhaltspunkte durch den schier unendlichen Angebotskosmos des World Wide Webs. Nach wenigen Abenden erkenne ich, dass die Recherche mich mehr verwirrt, als dass sie mir zu Durchblick verhilft. Viele Hotels und Resorts bieten Ayurveda-Anwendungen an, dies aber in den unterschiedlichsten Konstellationen und Ausprägungen: Bei allen wird zwar ayurvedische Küche angeboten, aber nur einige werben explizit mit einer fachkundigen ärztlichen Einweisung und der genauen Beschreibung von ein oder zwei Anwendungen am Tag. Andere Anbieter haben ellenlange Listen mit Therapien online stehen, bieten aber die Ayurveda-Kur integriert in einen normalen Hotelbetrieb an. Viel weniger Häuser haben auch Panchakarma im Angebot. Dazu kommt, dass sich die Preise erheblich unterscheiden. Zwischen 1.500 Euro und über 8.000 Euro für zwei Wochen kann ich alles finden. Die großen Preisunterschiede gelten natürlich auch für die Flüge. Ich kapituliere schließlich. Und so lande ich in einem Reisebüro in Coburg.

Wann war ich zuletzt in einem Reisebüro, frage ich mich, als ich die mit einem Palmenfoto bedruckte Glastür zum Geschäft aufdrücke. Vor über 30 Jahren mit meinen Eltern muss das gewesen sein. Mein Mann Jannis und ich machen Campingurlaub schon solange wir denken können. Haben wir frei, so sind wir unterwegs mit unserem Wohnmobil, den Fahrrädern und das war es auch schon. So lieben wir es, und für die Planung solcher Touren braucht man kein Reisebüro. Als ich vielleicht zwölf war, unternahmen meine Eltern, meine Schwester und ich eine Flugreise. Als Älteste durfte ich damals mit ins Reisebüro, um eine Reise auszusuchen. Voller Vorfreude lief ich mit meinen Eltern zu dem Geschäft, das gleich bei uns um die Ecke lag. Ich erinnere mich gut daran, dass alle Wände vom Boden bis zur Decke mit verheißungsvollen bunten Katalogen bestückt waren. Sie versprachen in unserem Fall damals nicht zu viel. Die wunderschöne Insel und den gesamten Aufenthalt dort habe ich als paradiesisch in meinen Erinnerungen bewahrt. Das war das letzte Mal, dass ich ein Reisebüro besuchte – bis jetzt. Vergeblich halte ich nun Ausschau nach den Prospekten, während mir eine junge Mitarbeiterin den Platz ihr gegenüber anbietet.

„Was kann ich für Sie tun?“

Ich erläutere ihr meine Wünsche, bin mir zuerst nicht sicher, ob sie eine so spezielle Tour wie eine Panchakarma-Kur überhaupt im Programm hat.

Haben sie, „aber natürlich!“, meint die junge Frau. Sie erfasst sofort, wonach ich suche: Ein Resort mit viel Grün drum herum, das eine möglichst „unverwestlichte“ Panchakarma-Kur anbietet, was natürlich die entsprechenden Ayurveda-Behandlungen mit einschließt. Eine kompetente ärztliche Betreuung finde ich sehr wichtig – am Rande stellt sich mir hier die Frage: Wer kann diese Qualität überhaupt im Vorfeld beurteilen? Die Beraterin versichert, mir nur Angebote mit besten Bewertungen und Beurteilungen zu unterbreiten. Weil ich Wärme mag, darf das Ganze gern in tropischem Umfeld stattfinden. Außerdem ich habe gelesen, dass tropische Hitze sehr effektiv das Ausscheiden der Giftstoffe und die tiefe Reinigung des Körpers unterstützen soll – dies ist ein Grundsatz des Panchakarma. Die andauernde Wärme öffnet die Poren und soll den Reinigungsprozess auf natürliche Weise beschleunigen. In kaltem klimatischen Umfeld, also zum Beispiel bei nordeuropäischen Zielen, könne das nur teilweise geschehen, weil kühles Wetter Vata und Kapha negativ beeinflusse, sodass diese beiden Doshas von vornherein bereits gestört wären, las ich. Mit dieser Information kann ich derzeit zwar noch nicht viel anfangen, weil mir das detaillierte Wissen über Ayurveda fehlt, aber es bestärkt meinen Wunsch, für die Kur in die Tropen zu reisen.

„Sehr gut“, meint meine Beraterin, „da finde ich etwas. Haben Sie sonst noch Wünsche? Legen Sie Wert auf Kultur, Shopping-Touren oder ähnliches?“

Ein bisschen Drumherum wäre schön, wenn mich der Konsum lockt. Und wenn es nur dem gelegentlichen Schlendern dient oder der Besorgung eines Mitbringsels. Ach ja, und der

Reisepreis … es muss nicht das billigste Angebot sein, aber bei 3.000 Euro für 18 bis 20 Tage inklusive Flug ist mein Budget ausgeschöpft.

Ich rechne damit, dass die Angestellte nun diese bunten Kataloge mit Reisevorschlägen von irgendwo hervorzaubert, doch stattdessen erklärt sie mir: „Ich habe mir alles notiert und werde Ihnen bis morgen passende Angebote heraussuchen. Die lasse ich Ihnen per Mail zukommen. Sie können dann in aller Ruhe die Vorschläge zu Hause miteinander vergleichen."

Wie konnte ich erwarten, hier noch bunte Wälzer auf Papier gedruckt vorgelegt zu bekommen! Ich finde es gut so, wie es ist. Weniger Papierverschwendung, weniger Schlepperei. Sie lächelt mich bei der Verabschiedung an: „Ich bin sicher, dass ich das Richtige für Sie finden werde."

Sie soll Recht behalten. Die zehn von ihr übersendeten Angebote sind perfekt aufgeschlüsselt und damit unkompliziert miteinander vergleichbar, was zum Beispiel die Arten und Anzahl der Anwendungen und der inkludierten Leistungen angeht. Schon am Abend nach dem Besuch im Reisebüro ist für mich die Sache klar.

Meine Wahl fällt auf ein Resort in Sri Lanka. Indien hat derzeit leider keinen guten Ruf für allein reisende Frauen, und bei den anderen angebotenen Ländern wie Spanien oder Nepal fand ich die Preise ziemlich utopisch. Ich las außerdem, dass im ehemaligen Ceylon das authentischste Ayurveda angeboten werden soll. Also Sri Lanka!

Ayurveda ist in der westlichen Welt so aktuell und gefragt wie nie zuvor. Viele Menschen wollen intensiv an ihrer Gesundheit arbeiten, bewusst durch ihr Leben gehen und den Unsicherheiten und stressigen Herausforderungen des Alltags mit Umsicht und Stärke begegnen können. Sie treiben Sport, kümmern sich um eine gesunde Ernährung. Sie legen größten Wert auf ihre geistige Gesundheit, versuchen jung im Herzen und Körper zu bleiben. Begriffe wie „Wellness" und „Work/Life Balance" sind in aller Munde. Persönliche Freiheit und Selbstbestimmtheit gehören zu den wesentlichen Fundamenten des Daseins und bilden gleichzeitig die Basis einer ganzen Lifestyle-Strömung. Aber wie ist das mit dieser geradezu toxischen Glückseligkeitsverordnung, durch soziale Medien und allgemeinen Zeitgeist vorgegeben? Muss man sich zusätzlichem Stress aussetzen, um dem populären Gesundheits- und Wellnessgedanken gerecht zu werden? Oder steckt ein wahrer Kern dahinter, den zu entdecken sich lohnt?

Jedenfalls steht auf einem anderen Blatt, in welchem Maße die Menschen diesen vermeintlichen Idealen auch Taten folgen lassen. Da muss ich nur an meine eigenen Gewohnheiten und an meinen Alltag denken: Ich nehme mir keine Zeit für regelmäßigen Sport. Der Effekt gelegentlich gesunder Mahlzeiten wird viel zu oft durch die „Zubereitung" eines schnellen Fast-Food-Gerichts zunichtegemacht. Stress und Hektik oder das Gegenteil davon, nämlich erschöpfte Trägheit bestimmen mit frustrierender Regelmäßigkeit meine Tage. Kleine Ersatzbefriedigungen wie Schokolade oder Chips lassen die Fettpolster wachsen. Entsprechend mies fühle ich mich oft: müde, ohne Energie, aus der Form geraten. Wie so einige meiner Zeitgenossinnen und Zeitgenossen. Ich will dem überaus unbefriedigenden Zustand mit dem derzeit so beliebten Ayurveda etwas entgegensetzen.

Aber Ayurveda ist keine neuzeitliche Erfindung, wie ich erfahren soll. Und doch passt es durch seinen ganzheitlichen Gesundheitsansatz so sehr in unsere Zeit. Ein Teil seines Reizes ergibt sich für mich aus seiner uralten Geschichte. Was schon so lange Bestand hat und für Millionen von Menschen im indischen Raum immer noch Tradition und gesundheitliche Hilfe ist, muss doch einen wahren Kern haben. Ich will es genauer wissen, durchforste unterschiedliche Literatur und erfahre, dass die ältesten Überlieferungen der indischen Medizin aus vedischer Zeit stammen, das ist der Zeitraum um 2.500 v. Chr.. Vor allem in einer heiligen Textsammlung des Hinduismus, dem Atharva-Veda, finden sich Passagen zum Thema Heilung. Die Schriften enthalten eine Mischung von magischen Hymnen, Zauberformeln und anderem Material und war von großer Bedeutung hinsichtlich der medizinischen Vorstellungen der damaligen Zeit. Das Wissen entwickelte und entfaltete sich weiter. Um 500 v. Chr. begann die Periode der brahmanischen Medizin, die bis ca. ins Jahr 1.000 n. Chr. andauerte. Obwohl die Buddhisten in Indien die vedischen Schriften nicht akzeptierten, übernahmen sie zu dieser Zeit seltsamerweise die ayurvedische Medizinlehre. Sie trugen zur Verbreitung des Ayurveda bei, denn sie entsandten buddhistische Mönche nach China, Tibet und Sri Lanka.

In diesem Zeitraum entwickelte sich die ayurvedische Medizin als ein System aus acht Traktaten, die jedoch nicht mehr als ganze Texteinheit erhalten sind. Einem Text (Samhita) des indischen Arztes Charaka kommt besondere Bedeutung zu (> Charaka-Samhita). Möglicherweise um die Zeitenwende entstanden, wurde die Abhandlung um 400 n. Chr. ins Chinesische und noch vor 700 ins Arabische übersetzt. Daraus erfolgten

Übersetzungen ins Lateinische. Dieses berühmte Sammelwerk des Arztes stellt eines der Kernstücke der traditionellen ayurvedischen Literatur dar und ist ein Standardwerk in der Ausbildung moderner ayurvedischer Ärzte.

Neu ist mir auch, dass Ayurveda-Ärzte in Indien und Sri Lanka ebenso wie westlich ausgebildete Mediziner fünfeinhalb Jahre lang studiert haben müssen, um das Staatsexamen ablegen zu dürfen. Das Kernstudium dauert viereinhalb Jahre, denen sich ein praktisches Jahr in einem angegliederten Krankenhaus anschließt. Damit hat der Student einen Bachelor-Abschluss erlangt. Er darf nun als traditioneller Ayurveda-Arzt (Vaidya) praktizieren. Der Studiengang nennt sich B.A.M.S. (Abkürzung für Bachelor of Ayurvedic Medicine and Surgery) und wird an vielen indischen und singhalesischen Universitäten gelehrt. Studiert er weitere drei Jahre (Ayurveda-Vachaspati-Kurs), erhält er den Titel M. D. (Doctor of Medicine). Möchte er den Titel Ph. D. (Doctor of Philosophy) tragen, sind noch zwei Jahre des Studiums notwendig (Ayurvidya-Varidhi-Kurs).

Sri Lanka bietet erstaunlicherweise als einziges Land der Erde Ayurveda als komplettes staatliches Gesundheitssystem an. Von der Charaka-Samhita bis dahin war es jedoch ein langer Weg. Gerade in Indien sind viele Aspekte des Ayurveda im Laufe der Jahrtausende so gut wie verloren gegangen, denn seit dem Mittelalter sah sich Indien als Subkontinent dem Einfluss ständig wechselnder Mächte von außen ausgesetzt, und jeder Eroberer und jeder Reisende hatte seine eigene Medizin im Gepäck. Die Verwässerung der indischen Lehren gipfelte darin, dass Ayurveda in Indien 150 Jahre lang gar verboten wurde, um damit eine tragende Säule der Traditionen zu zerstören. Die klaffende Lücke, die in der Heilkunstüberlieferung durch diesen langen Zeitraum der Unterbrechung entstand, konnte nicht wieder geschlossen werden. Die Medizin wanderte in Indien beinahe vollumfänglich in das System der sogenannten „Schulmedizin“ ab, und das Ayurveda existiert dort hauptsächlich in einer Mischung aus Aberglauben und Kräutermedizin. Dies gilt jedoch nicht für Sri Lanka – dort wurde das alte Wissen lückenlos weiter gelehrt und angewendet. Vielleicht kam Sri Lanka hier seine von Indien isolierte Lage als Insel zu Gute.

Nach all der theoretischen Vorbereitung brenne ich nun richtig darauf, die Erfahrung dieser uralten Tradition selbst machen zu dürfen, und gehe voller Vorfreude daran, meinen Koffer zu packen.

„Willst du nicht doch mitkommen?“, frage ich Jannis, als ich meine Sandalen in einen Stoffbeutel stecke. „Das wird bestimmt interessant, und wer weiß, vielleicht hilft es!“

Jannis hat des Öfteren Probleme mit Bluthochdruck, muss aber noch keine Medikamente dagegen einnehmen. Immerhin schafft er es im Gegensatz zu mir, regelmäßig Sport zu treiben und meint: „Nein, das ist dein Ding. Ich habe keinen Draht zu diesen fernöstlichen Sachen. Aber ich bin sehr gespannt, was du erzählen wirst!“

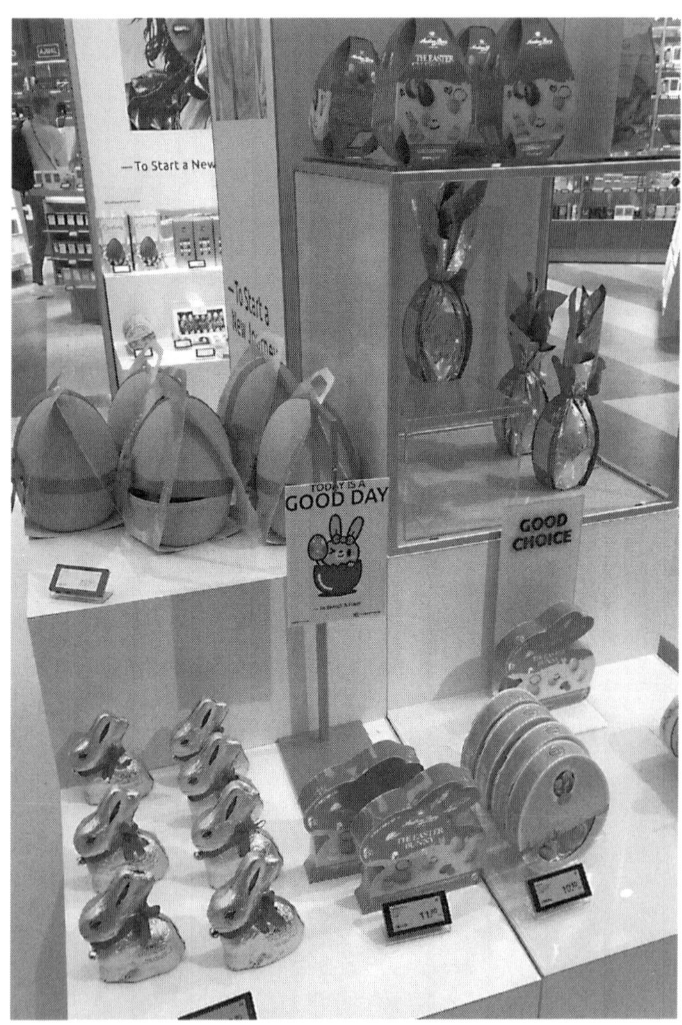

"Gemeine" Verlockungen im Duty-Free-Shop

2

Das bunte Stanniolpapier glitzert im Lichtstrahl der LED über meinem Sitz, als ich es mir gedankenverloren um den Zeigefinger wickele und glatt streiche. Ich blicke aus dem Fenster. Tief unter mir ziehen die Wolken vorüber und erinnern mich an flauschigweiße Kissen aus Daunenfedern. Wir müssen schon über Rumänien sein denke ich, als ich mir die letzte Mozartkugel in den Mund schiebe und sie genüsslich zerbeiße. Sie stammt aus einer Packung mit sechs Stück, die natürlich nicht lange hielt. Ein lieb gemeinter Reiseproviant von Jannis. Ich nehme mir fest vor, dass dies die letzte Süßigkeit für die Wochen meiner nun bevorstehenden Kur sein wird. Mindestens. Das will etwas heißen, denn ich bin ja der Inbegriff eines Schokoladen-Junkies … Mit solch ungesunden Sachen soll vorerst Schluss sein! Mit einem wohligen Schauer realisiere ich, welch großartige Möglichkeit sich mir eröffnet, um vielleicht konsequent etwas für mein Wohlbefinden zu tun. Bald lässt das Kribbeln im ganzen Körper wieder nach, denn das Brummen der Flugzeugturbinen wirkt einschläfernd.

Aus Langeweile tippe ich auf dem Touchscreen herum, der in kurzer Entfernung vor meiner Nase an der Rückenlehne meines Vordermannes angebracht ist. Das Filmangebot des Bord-Entertainments kann mich jedoch nicht reizen: Es laufen Bollywoodstreifen, Actionfilme und Dramen, für die ich gerade keinen Sinn habe. Aber die indische Musik klingt beim Durchzappen interessant. Bis ich mir über dem Schwarzen Meer die Schuhe von den Füßen streife, höre ich mir einige Titel an.

Verlockende Düfte ziehen durch die Flugzeugkabine und verdichten sich zum angenehmen Geruch warmer Mahlzeiten.

Noch habe ich etwas Zeit, bis die Stewardess mit ihrem Servicewagen auf die Höhe meiner Sitzreihe vorgedrungen ist. Zeit, um mit meinem inneren Schweinehund zu kämpfen, denn ich entnahm der Bordinformation, dass außer einem Fisch- und einem Hühnchengericht auch ein vegetarisches Menü angeboten wird. Soll ich …? Die Stewardess ist da. Ich nehme das Hühnchen. Das Vorhaben, immerhin schon auf Süßwaren und Knabberzeug verzichten zu wollen, zehrt noch an mir.

Das gleiche gilt für den Flug, auch der zehrt an mir. Meine Sitznachbarin nimmt es da leichter. Kaum hatte sie sich auf dem Polster niedergelassen, zog sie sich die ausgelegte Decke bis unters Kinn und schlief, bis der Pilot die bevorstehende Landung ankündigte. Sie lächelt mir nun mit glasigen Augen kurz zu, hustet einmal kräftig und kramt nach ihrer Handtasche unter dem Vordersitz. Schließlich fischt sie eine Packung Taschentücher heraus und schnäuzt sich kräftig. Das soll noch von Bedeutung für mich werden … Nach insgesamt elf Stunden in der Luft (ohne eine Minute Schlaf für mich) und mit einer Zwischenlandung in Katar setzen wir um Viertel vor zehn vormittags in Colombo, der Hauptstadt Sri Lankas auf.

Als ich das Flugzeug verlasse und die Gangway betrete, die zum Flughafengebäude führt, schlägt mir drückende Hitze entgegen. 32 Grad Außentemperatur zeigt eine Digitalanzeige im Korridor an, das sind gute 20 Grad mehr als es gerade in Deutschland sind. Wie eine Schafherde auf dem Weg zur Schur werden die Passagiere einer nach dem anderen durch die Visakontrolle geleitet. Ich mache einen Abstecher in die Damentoilette, um dem ersten Schweißausbruch entgegenzuwirken. Aus meinem Rucksack, den ich als Handgepäck dabei habe, ziehe ich eine kurze Hose und Flip Flops heraus. Pulli, Halstuch, lange Hose und Sneaker wandern dafür hinein. Schon viel besser!

Zügig geht es durch den Zoll, und ich folge den Schildern zur Kofferausgabe. Tatsächlich rollt das Band schon, und es dauert keine fünf Minuten, bis das erste Gepäckstück mit einem leisen „schlapp“ unter den herabhängenden Gummilappen erscheint. Ich richte mich auf Wartezeit ein, denn der Flieger war voll bis auf den letzten Platz. Aber schon der fünfte oder sechste Koffer ist meiner. Ich schnappe mir das Gepäckstück und steuere auf den Ausgang zu. Als sich die Schiebetür öffnet, warten hinter einer Absperrung auf der gesamten Breite des Ausgangsbereichs Menschen, die den Ankömmlingen Schilder entgegenhalten: „Mr. Braun“, „Fam. Begger“, „Mrs. Valentina“. Als würde ich eine Militärparade abnehmen, schreite ich mit dem Koffer im Schlepptau die Front der bestimmt 50 wartenden Leute ab und komme mir dabei etwas albern vor. Endlich entdecke ich ein Schild mit der Aufschrift „Mrs. Mila“. Der Schildträger grinst mich an und bedeutet mir, ihm zu folgen: Das ist mein Fahrer, der mich zum Resort bringen wird.

„Hot today, very hot!“ Ich bin nicht sicher, ob er das aus Höflichkeit sagt, weil ich aus dem kühlen Deutschland komme oder ob es heute tatsächlich außergewöhnlich heiß ist.

Sein Wagen ist jedenfalls angenehm klimatisiert. Schwärme von Tuktuks bevölkern den Flugplatzvorplatz und die Straßen. Diese dreirädrigen Mopeds mit Kabine sind im indischen und singhalesischen Raum allgegenwärtig, wie ich erfahre. Die kleinen Fahrzeuge dienen als Taxi, Familienkutsche und Lastwagen, sind wendig und ihre Fahrer tollkühn. Zwischen zwei Dörfern hält mein Fahrer nach einer guten halben Stunde Fahrt an einem Straßenverkaufsstand, der aus einem mit Palmenblättern gedeckten Holzgestell und einem derben Hauklotz darunter besteht. Neben der „Hütte“ türmen sich Kokosnussberge. Wir kaufen uns jeder eine Trinknuss, der Händler schlägt mit einer Machete ein Loch in das obere Ende der ungeschälten grünen Frucht und steckt einen Strohhalm hinein. Als er mir die Nuss überreicht, entblößt sein freundliches Lächeln eine Reihe brauner Zähne. „Good, Madam!“

Ich habe noch kein singhalesisches Geld, um die Frucht zu bezahlen und leihe mir die 150 Rupien – umgerechnet 45 Eurocent – beim Fahrer.

Mein Bargeldproblem lösen wir im nächsten Ort. In einem unglaublich stickigen und heißen Handy- und Zeitschriftenladen tausche ich zunächst 100 US-Dollar in die Landeswährung, um immer etwas dabei haben zu können. Im Flughafen hatte ich mich nach dem aktuellen Umrechnungskurs erkundigt. Der Kurs im Handyladen ist zwar nicht der tollste, aber noch vertretbar. Der Fahrer unterhält sich währenddessen angeregt mit dem Verkäufer und zeigt ihm ein Foto auf seinem Handy. Allem Anschein nach sind die beiden miteinander bekannt, und der Fahrer möchte vom Verkäufer sicherlich auch noch eine Provision für seine Vermittlung erhalten.

Zurück im kühlen Auto nehme ich einen großen Schluck aus der Wasserflasche, die der Fahrer für mich auf dem Rücksitz deponiert hat. Den halben Liter Flüssigkeit aus der Kokosnuss habe ich wohl schon im Handyladen ausgeschwitzt. Palmenhaine und Bananenplantagen fliegen wie eine grüne Wand am Autofenster vorbei, nur gelegentlich durchbrochen von kleineren Siedlungen. Passieren wir ein Dorf, entdecke ich zwischen Lebensmittelläden und Handwerksbetrieben Ayurveda-Angebote. Öltherapien, Ayurveda-Apotheken und Badehäuser – von großen Hotels mit teuren Goldschildern an den repräsentativen Auffahrten bis zu kleinen Massagepraxen in den Städtchen: Sri Lanka möchte offensichtlich vom Ayurveda-Boom profitieren.

Am späten Mittag erreichen wir den Ort, an dem ich die kommenden 16 Tage hoffentlich glücklich und erfolgreich verbringen werde. Zwei freundliche Damen an der angenehm luftigen Rezeption empfangen mich mit einem Glas kühlen Mangosaft. Ich bekomme meinen Zimmerschlüssel überreicht, besser gesagt meinen Hüttenschlüssel, denn ich entschied mich schon daheim für diese Unterkunftskategorie. Die Augen wollen mir vor Müdigkeit zufallen, müssen sich aber noch etwas Zeit lassen, als ich hinter meinem Koffer herlaufe, der von einem jungen Mann durch den Garten getragen wird. Die Farben der Orchideen zaubern mir ein Lächeln ins müde Gesicht. Ein klarer Pool liegt verheißungsvoll unter ringsherum wachsenden Palmen, die sich leise im Wind bewegen. Über allem strahlt der blaue Himmel. Alles um mich herum scheint mir zuzuflüstern: Dies ist nicht die Zeit, um schläfrig zu sein! Und tatsächlich, obwohl ich völlig down bin, beziehe ich rasch mein hübsches Häuschen, um mich gleich darauf auf Erkundungstour über die weitläufige Anlage zu begeben.

„Möchten Sie noch zu Mittag essen?“, spricht mich eine junge Frau im gelben Sari an. Sie trägt ein Tablett mit Medizinflaschen und Kleenexpackungen. Es ist wohl offensichtlich für sie, dass ich ein Neuankömmling bin.

„Nein danke, sehr nett, aber ich hatte heute Morgen noch ein reichliches Frühstück im Flugzeug“, erwidere ich. Sie nickt, und ich setze meinen Weg fort, um dem Meeresrauschen des Indischen Ozeans zu folgen. Das Resort liegt direkt am Ufer,

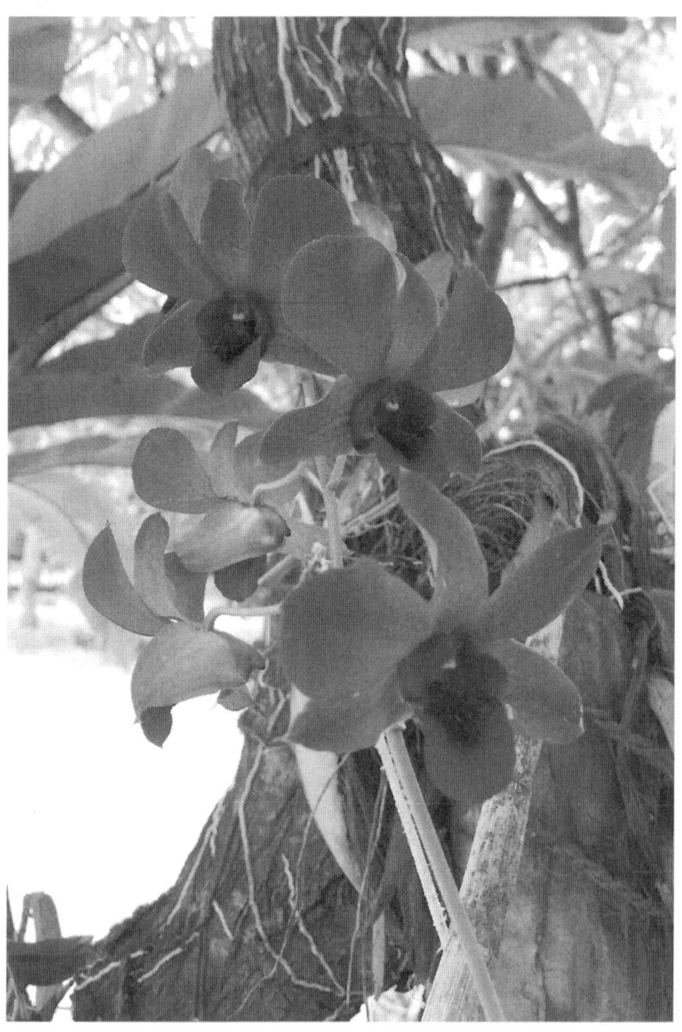

Orchideenblüte im Garten des Resorts

das mit dicken Steinblöcken befestigt ist. Ein älterer Mann tritt auf mich zu, der Eigentümer des Hotels, wie ich später erfahre. In seinem roten Sarong mit großem Blumenmuster und dem blauen Hemd sieht er sehr gut aus.

„Welcome! Wie lange werden Sie bleiben? Machen Sie eine Panchakarma-Kur bei uns oder sind Sie zum Urlaub hier?“ Ok, diese beiden Dinge scheinen sich voneinander zu unterscheiden. Wir unterhalten uns ein wenig, und er folgt meinem Blick, den ich auf die Uferbefestigung gerichtet habe.

„Vor drei Jahren mussten wir anfangen, etwas gegen die Erosion zu unternehmen. Als der Monsun begann, spülten die Wellen über die ganze Wiese bis zu den Zimmern im Erdgeschoss!“ Er holt weit mit den Armen aus. „Wir müssen uns Gedanken über den steigenden Meeresspiegel machen. Aber was das gekostet hat! Auch unser Nachbar hat seinen Uferbereich schon mit dicken Steinblöcken und Mauern gesichert.“ Er deutet auf die Hotelanlage links von uns.

Mir fällt ein, dass ich noch einmal zur Rezeption zurückkehren sollte, um mir das WiFi-Passwort und den Code für den Zimmersafe zu holen.

„Möchten Sie auch ein Strandtuch haben?“, fragt mich die junge Frau, die in Landestracht hinter der Theke Dienst hat. Ich nehme eines. Gegen 10 US-Dollar Kaution kann ich es täglich gegen ein frisches tauschen, wenn ich möchte. Mit dem Tuch unterm Arm steuere ich auf eine Liege am Grasstrand zu.

„Mila?“

Eine junge dunkelhaarige Frau kommt über den Rasen auf mich zu und begrüßt mich freundlich: „Herzlich willkommen! Hatten Sie eine gute Reise? Es kann gleich losgehen: Um 14:30 Uhr findet Ihre Vorkonsultation im Ayurveda-Zentrum statt.

Den Arzt werden Sie dann morgen sehen.“ Das geht ganz schön voran hier, denke ich und wünsche mir eigentlich nur noch auszuruhen.

Sie zeigt mir den Weg zum Zentrum, das sich am anderen Ende der Anlage befinden soll. Ich bedanke mich bei ihr und habe noch 30 Minuten Zeit. Da lohnt es nicht, eine Liege anzusteuern. Stattdessen nutze ich die wenige Zeit in meinem Zimmer, um restliche Sachen aus meinem Koffer in den Schrank zu räumen. Außerdem packe ich Bargeld, Pass und Notebook in den Safe. Daheim hatte ich kurz überlegt, ob ich den Rechner überhaupt mitnehmen soll. Aber ohne ihn könnte ich nicht so komfortabel mit Aufzeichnungen für dieses Buch beginnen. Früher habe ich meine Reisenotizen immer in schönen, mit Fantasiebildern auf dem Umschlag ausgestatteten Kladden gemacht. Aber wenn ich nachher noch etwas einfügen oder ändern wollte, entstand ein Gekritzel und Durcheinander, in dem ich mich selbst nicht mehr zurechtfand.

Wenig später folge ich dem Pfad durch das tropische Gartengrün. Hinter einem gewaltigen Holzpavillon mit Tischen unter dem ausladenden palmenblattgedeckten Dach und einigen Sitzgruppen auf der Terrasse entdecke ich eine Küchentheke. Wie der Pavillon hat auch sie keine Wände, sondern ist nur durch ein Dach gegen Regen geschützt. Allerdings hat sie eine Rückwand, die mit dunklen Schränken ausgestattet ist. Das hier dürfte der Restaurantbereich sein. Trotz der Mittagshitze ist es ein schattiger und luftiger Ort. Man hat unter dem Dach des Pavillons eine Reihe von Ventilatoren angebracht, die sich aber nun – offensichtlich zwischen den Mahlzeiten – nicht rühren. Das Ayurveda-Zentrum finde ich nur wenige Meter weiter fast verborgen unter dichten Dschungelbäumen und Lianen. Die Natur in diesem Bereich der Anlage wird gerade so viel gepflegt, dass es nicht aufgeräumt, sondern sehr natürlich wirkt. Genau so wie ich es gern habe. Ich bin pünktlich, wie mir die Uhr auf der überdachten Empfangsterrasse anzeigt. Auch hier ist alles aus Holz gebaut: die Terrasse selbst, die Sitzmöbel aus weitgehend naturbelassenen Baumstämmen und -ästen, das ausladende Dach, die Schränke.

Ein freundliches Gesicht mit großen dunklen Augen erscheint hinter einer Tür links.

„Kommen Sie herein! Sie sind Mrs. Mila?"

Ich nicke. Die junge Ärztin bitte mich herein und stellt sich als Nirmala vor. An der Wand hinter ihrem Schreibtisch hängen etwas schief Poster mit Akupunktur-Anweisungen. Andere Karten mit physikalischen Abbildungen und Zeichnungen des menschlichen Körpers erinnern mich an längst vergangene Biostunden in der Schule. Die komplette Wand hinter mir wird bis unter die Decke von einem Apothekerschrank aus dunkel glänzendem Holz eingenommen. Im unteren Bereich des gewaltigen Möbels reihen sich Dutzende von Schubladen und Schublädchen aneinander, darüber befindet sich eine Arbeitsfläche, offensichtlich zum Zubereiten von Arzneien. Offene Regalfächer bilden den gesamten oberen Teil des Schrankes, in denen sich unzählige mit undefinierbaren Inhalten gefüllte Gläser, Tiegel und Flaschen befinden. Ich bin froh, als Nirmala mir den Platz ihr gegenüber anbietet, denn meinem Kreislauf macht die ungewohnte Hitze nun doch sehr zu schaffen. Ich fühle mich überhitzt und leicht schwindelig. 36 Grad, lese ich auf dem Thermometer neben der Tür ab.

Nirmala greift nach einem Schnellhefter, um eine Patienten-

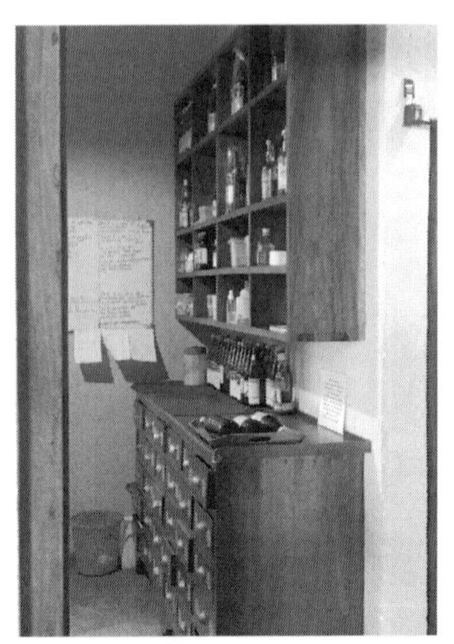

Einer der Apothekerschränke

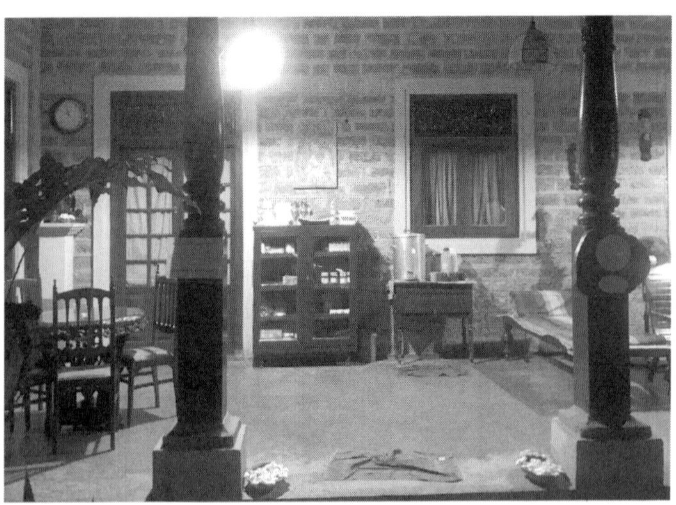

Blick auf den Eingangsbereich zu den Behandlungsräumen

akte anzulegen. Sie fragt nach meinem Alter, schaut sich meine Zunge an und misst anschließend den Blutdruck. Der ist gewohnt niedrig bei 100 zu 60. Mein Ruhepuls liegt bei 82, stellt sie fest. Das ist wohl ziemlich hoch, aber vielleicht kein Wunder nach der langen Anreise ohne Schlaf und der Klimaumstellung von mitteleuropäischem Spätwinter auf tropisches Wetter.

Zwischen den beiden Holzfenstern mit indischen Schnitzereien droht eine gewaltige Personenwaage mit unangenehmen Wahrheiten. Die Ärztin wiegt mich und das Ergebnis zeigt es quasi schwarz auf weiß: Mindestens fünf Kilogramm von den angezeigten 73 Kilo müssen runter. Das findet auch Nirmala. Ob das gelingen wird? Im besten Fall schwindet als erstes mein verhasster Bauchspeck.

Gleich für heute Nachmittag verordnet sie mir eine Entspannungsmassage von 90 Minuten Dauer, gefolgt von einer Inhalation. Bevor sie meine Akte in einen Ordner schiebt, erkundigt sie sich nach Allergien und Implantaten oder anderen „Ersatzteilen" in meinem Körper. Ich erwähne also mein Zahnimplantat und die Allergie gegen Tierhaare. Nirmala macht sich entsprechende Notizen in der schönen singhalesischen Schnörkelschrift und verordnet mir zusätzlich eine Zungenreinigung mit einer besonderen Kräuterpaste.

„Möchten Sie von weiblichem oder männlichem Personal massiert und gebadet werden?"

Meine Wahl fällt reflexartig auf die Damen. Sie macht einen Vermerk in meiner Akte.

„Morgen werden Sie Dr. Rayapasha vorgestellt. Er wird Sie untersuchen und Ihnen einen individuellen Behandlungsplan ausarbeiten, der täglich angepasst wird. Jeden Abend bekommen Sie einen persönlichen Plan mit Uhrzeiten für den folgenden Tag erstellt. Den finden Sie dann in einem Schränkchen im Restaurantbereich. Ihre Medizin wird ebenso dort gereicht."

Medizin? Die bekomme ich auch? Ich merke: Besonders genau habe ich mich noch gar nicht mit den ayurvedischen Behandlungsmethoden auseinandergesetzt. Die Hauptsache ist, dass die Leute hier wissen, was sie tun. Ich begebe mich vertrauensvoll in ihre Hände. Alle begegneten mir bis jetzt aufmerksam und mit unverfälschter Freundlichkeit. Ich fühle mich bereits jetzt gut aufgehoben.

Nirmala ruft einen Namen, den ich nicht verstehe, und nach wenigen Sekunden erscheint eine Angestellte in einem grünen Kleid mit dem gestickten Emblem des Hotels auf der Brust in der Tür. Mit einem Lächeln händigt sie mir einen gebatikten Sarong und eine eingerollte Yogamatte aus. Beides bekomme ich für die Zeit meines Aufenthaltes geliehen.

„Den Sarong tragen Sie bei den Anwendungen und Therapien. Sie können ihn immer gegen einen frischen wechseln lassen, wenn er verschmutzt ist."

Sehr praktisch. Außerdem überreicht sie mir eine Thermoskanne und eine Wasserflasche, beides mit meinem Namen darauf.

„Die Flasche ist für Trinkwasser, das Sie an der Füllstation beim Restaurant auffüllen können, wann immer Sie wollen."

Das Mädchen in Grün tritt nun auf die Terrasse.

„Und hier", sie deutet auf ein Sideboard mit einem großen silbernen Behälter darauf, „hier finden Sie ab sechs Uhr morgens heißes ayurvedisches Wasser. Das hat mindestens zehn Minuten gekocht. Vorsicht, der Behälter ist sehr heiß! Das Wasser füllen Sie in Ihre Thermoskanne ab und trinken es über den ganzen Tag verteilt. Sie müssen viel trinken!"

Ich genehmige mir sogleich einen großen Schluck aus meiner Wasserflasche. Hungrig bin ich immer noch nicht, denn ich habe ja erst vor fünf Stunden im Flugzeug Hühnchen mit Reiscurry verdrückt. Mit Tomatensaft. Und einen süßen Schoko-Nachtisch …

Ausgerüstet mit meinen neuen Utensilien nehme ich mir vor, mich strikt an die Behandlungspläne zu halten. Ich muss zugeben, dass ich bei der Anreise zum Resort registriert habe, dass der nächstgelegene Minimarkt nicht fern ist. Aber ich werde nicht schwach werden! Da fällt mir ein, dass ich noch eine Tüte Gummibärchen im Zimmer liegen habe. Eine unbewusst in Deutschland eingepackte Notration für schlechte Zeiten sozusagen. Als ich Yogamatte und Flaschen in meiner Hütte abstelle, schließe ich die Tüte im Safe ein. Dort ist das Gummizeug weitgehend sicher vor unkontrolliertem Zugriff meinerseits.

Klimaanlagenluft und Ayurveda sollen sich nicht miteinander vertragen, denn Wärme beschleunigt und fördert die Reinigungsprozesse. Ich ringe kurz mit mir, finde es aber gerade so unangenehm heiß und stickig in meinem Zimmer, dass ich die Klimaanlage auf angenehme 26 Grad einstelle und den Deckenventilator langsam wuppern lasse. Die Luft beginnt leicht zu strömen. So ist es schon besser. Ich werde mich sicher bald akklimatisieren, sodass ich das Klimagerät dann vielleicht nicht mehr anstellen muss. Alle Viere von mir gestreckt, döse ich auf dem Bett. Die urige Holzdecke über mir und die gewebten Vorhänge verströmen Behaglichkeit. Jetzt nur nicht einschlafen, denn gleich startet meine Behandlung mit einer ersten Massage.

Die Viertelstunde vergeht viel zu schnell. Beim Aufrichten spüre ich eine bleierne Schwere in meinen Gliedern. Nur die gespannte Erwartung auf das, was da kommt, treibt mich zum Haken an der Badezimmertüre, an dem der Sarong hängt. Ich schlüpfe hinein und verknote ihn so, dass er nicht rutscht. Dann steige ich in einen Einmalslip. Der ist ja viel zu klein! Es spannt und zwickt. Im Spiegel sehe ich meine Wampe über das Bündchen klappen. Ein paar Bewegungen sollen klären, ob das Ding beim Tragen nicht auseinanderfällt. Aber das unangenehme Geräusch zerreißenden Stoffes bleibt aus. Etwas skeptisch ziehe ich den Sarong über das Gesäß. Mit der Optik müssen die Therapeuten klarkommen, sicher haben sie schon Schlimmeres gesehen.

3

Im Baum vor meinem Zimmer hocken Seite an Seite zwei offensichtlich sehr miteinander vertraute Glanzkrähen. Von ihrem kahlen Ast aus beobachten sie mich aus dunklen Augen, als ich die Tür hinter mir abschließe. Sie blicken mir noch nach, als ich die Stufen der kleinen Terrasse vor der Hütte heruntergehe und den Weg zum Ayurveda-Zentrum einschlage. Es sind nur wenige Meter über einen schmalen Steinpfad. Überall wuseln Menschen in Sarongs und Badetücher gewickelt durch den tropischen Garten. Ölglänzende Haut und errötete Gesichter verraten, wer schon fertig ist mit seiner Behandlung. Alle halten einen weißen Zettel in Händen, den Behandlungsplan, manche haben auch ihre Thermoskanne bei sich. Ich habe noch keinen Zettel mit Anweisungen erhalten, weiß aber von Nirmala, wann meine Massage beginnt. Auf der Holzterrasse, die ich schon kenne, herrscht viel Betrieb. Auf den Holzbänken und in Sesseln warten etwa halb so viele Männer wie Frauen, alle in Flipflops und Sarongs gekleidet. Einige unterhalten sich leise miteinander. Deutsche, englische, italienische und Worte einer slawischen Sprache füllen den offenen Vorbau. Ich will beobachten, wie es jetzt weitergeht und lehne mich an eine Säule, von der aus ich das Treiben überblicken kann. Die Massagen und anderen Anwendungen scheinen alle gleichzeitig zu beginnen. Singhalesische Therapeuten und Therapeutinnen warten unter einem großen Banyan-Baum neben dem Hauptgebäude. Als es an der Zeit ist, suchen sie sich „ihre“ Klienten aus der wartenden Gruppe heraus und führen sie zu den entsprechenden Räumen. Wer ihnen noch nicht bekannt ist, wird nach dem Namen gefragt, so wie ich.

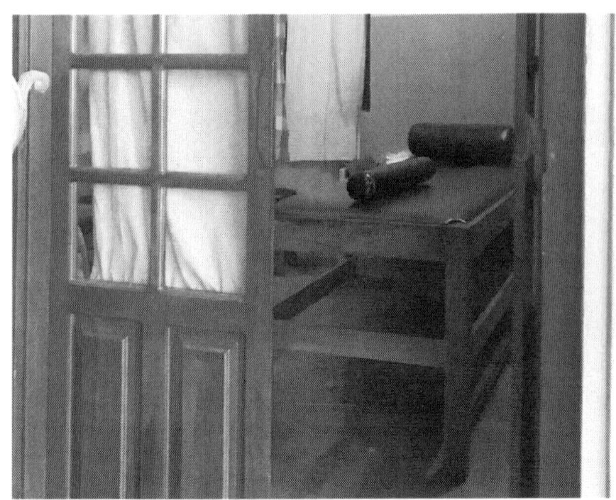

Blick in einen Massageraum

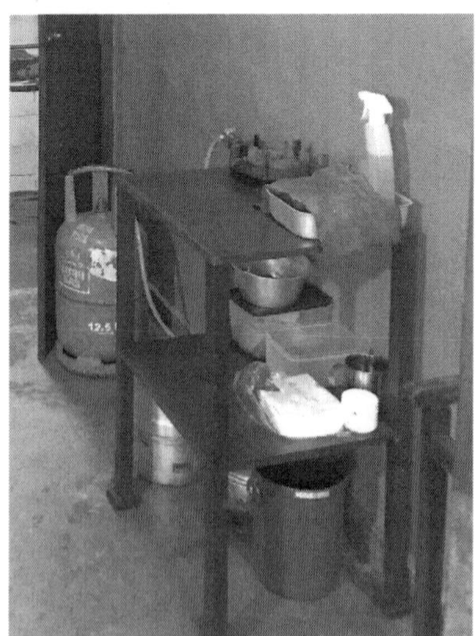

Einfachste, aber zweckmäßige Ausstattung: Auf einer Gasflamme werden Öle für die Massagen und der Sud für Inhalationen erwärmt

Eine zierliche Masseurin bringt mich in einen einfach ausgestatteten Raum, dessen Wände mit Lehm verputzt sind. Diffuses Tageslicht dringt von außen durch ein kleines Fenster und lässt ein Korbregal mit Handtüchern und einen Wandtisch erkennen, auf dem eine Gasflammenstelle und mehrere Töpfe in unterschiedlichen Größen untergebracht sind. In der Ecke steht eine große Gasflasche. Es ist heiß und etwas stickig, die Tür zur Terrasse nur angelehnt. Die Frau schaltet den Deckenventilator ein. Das Zentrum des winzigen Raumes bildet eine gepolsterte hölzerne Massageliege mit einem Loch im Kopfbereich. Gerade einen halben Meter Platz bis zur Wand hat meine Betreuerin, um sich um die Liege herum bewegen zu können. Sie stellt sich vor: „My name ist Chandana!“

“And I am Mila. Good morning!”, erwidere ich erfreut.

Ein großes Tuch wird auf der Liege ausgebreitet. Ich entknote den Sarong, klettere auf die Liege und lege mich auf den Rücken. Es klackt ein paar Mal, als Chandana den Zünder des einfachen Gaskochers betätigt. Schon höre ich die Flamme zischen. Auf dem Kocher erhitzt sie ein Öl in einem der kleineren Töpfe. Als es warm ist, nimmt sie das Gefäß vom Feuer und stellt sich hinter mich. Das Öl verteilt sie in ihren Handflächen. Ein schmatzendes Geräusch. Ich schließe die Augen. Warmes Öl umgibt meinen Kopf, mit feinen Bewegungen wird die Kopfhaut massiert. Langsam steigert Chandana die Intensität und mir kommt der Gedanke, ob ich das Öl wieder aus meinen überschulterlangen Haaren herausbekommen werde. Die Gedanken schweifen schließlich ab, ich genieße die wohltuende Behandlung, denke aus irgendeinem Grund an daheim. Das Bild unseres Wohnzimmers habe ich vor Augen, Sonnenlicht fällt durch die taubenblauen Gardinen und auf das blaue Gemälde einer Meereslandschaft, das über der Couch hängt. Schon ist das Bild verschwunden und macht einem neuen Platz. Der Flug nach Colombo kommt mir in den Sinn, die Enge zwischen den einzelnen Sitzen, die Köpfe der vielen Passagiere, die in den Sitzreihen neben- und hintereinander einsortiert sind wie Schaumküsse in ihrer Verpackung. Die Erleichterung, als ich die Enge im Flugzeug nach der Landung endlich verlassen darf. Auch dieses Bild löst sich rasch wieder auf. Die Entspannung ist nun fast vollkommen. Nach 20 Minuten beendet Chandana die Kopfmassage mit leichtem Druck auf den Bereich zwischen meinen Augenbrauen und tritt ans Ende der Liege. Die folgende Fußmassage ist ebenso angenehm und schließt die Unterschenkel mit ein. Ich spüre, wie sich die Durchblutung in den Beinen in Gang setzt. Bevor eine Massage des restlichen Körpers beginnt, setzt Chandana einen großen, schweren Topf mit Deckel auf die Gasflamme. Sie kehrt zur Liege zurück und badet mich förmlich in Öl, streicht die Haut fest zu allen Seiten aus. Es fühlt sich beinahe an wie eine Art Lymphdrainage.

Als ich zur Uhr über dem Korbregal blinzle, merke ich, dass ich eingedöst war. 90 Minuten sind schon vergangen!

Schließlich schiebt sie den mittlerweile dampfenden Topf unter die Liege und klappt drei Seitenteile zu, sodass das Gefäß abgeschlossen wie in einem Schrank steht. Chandana dreht ihre Hände umeinander: Ich soll mich herumdrehen. Wie durch ein kleines rundes Fenster schaue ich nun durch das Loch in der Liege nach unten. Im Topf darunter sehe ich verschiedene Kräuter schwimmen. Ein Handtuch wird über meinen Kopf gelegt. So auf dem Bauch liegend soll ich 20 Minuten lang den Kräuterdampf durch das Loch in der Pritsche einatmen. Einatmen durch die Nase, ausatmen durch den Mund. Fast werfe ich im wahrsten Sinne des Wortes das Handtuch. Der Dampf ist so heiß, dass ich glaube, keine Luft zu bekommen und mir beim Einatmen Nasenlöcher und Luftröhre zu verbrühen. Ich befreie meinen triefend nassen Ölkopf vom Handtuch und rufe nach Chandana.

„Too hot?“ – Zu heiß? Sie öffnet eines der Seitenteile unter der Liege und setzt den Deckel halb auf den Topf. So geht es, aber 20 Minuten kommen mir nun unendlich lang vor.

Es geht weiter. Nachdem mich die Masseurin mit einem Handtuch vorsichtig abtupft, um dem allgegenwärtigen Ölfilm etwas zu Leibe zu rücken, wickelt sie mich in den Sarong und führt mich in einen Raum mit Toilette und einem Waschbecken. An einem kleinen Tisch in der Ecke rührt sie ein dunkles Pulver aus speziellen Pflanzenteilen in einer kleinen Porzellanschüssel mit Wasser an, bis eine braune Pampe entstanden ist. Später erfahre ich, dass das Gemisch aus Schwarzem Pfeffer, Tabakkraut, Goraka, Aralu, Kugelholz und dem Lehm Siwanguru besteht. Die meisten der Zutaten sind mir gar nicht bekannt. Mit dieser nicht besonders wohlschmeckenden, sandartigen Paste muss ich Zähne und Zunge reinigen. Dazu wickelt mir Chandana eine Mullbinde um den Zeigefinger, der als Zahnbürste fungiert. Beim Blick in den Spiegel über dem nun mit braunen Sprenklern verschmierten Waschbecken muss ich grinsen. Mein Spiegelbild gleicht dem Gesicht einer Vierjährigen voller Schokoladenbrei. Endlich darf ich den Mund ausspülen und bin für heute entlassen. Fast, denn ich bekomme noch einen Becher mit heißem ungesüßtem Kräutertee in die Hand gedrückt, der das Ausschwemmen der gelösten Stoffe begünstigen soll. Die Therapeutin gibt mir noch eine Anweisung mit auf den Weg: „Please do not take shower for half an hour minimum!“

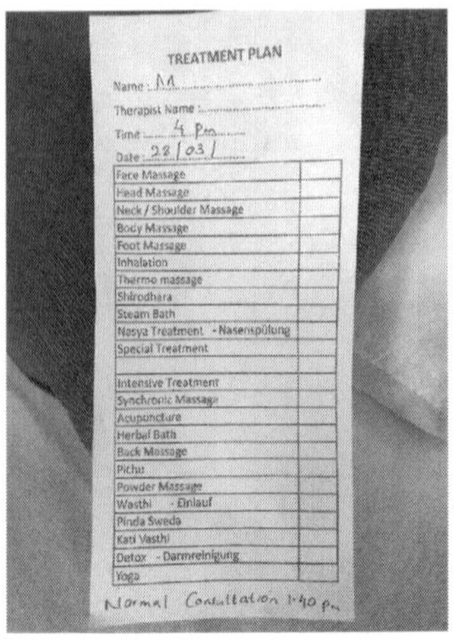

TREATMENT PLAN

Name : M

Therapist Name :

Time : 4 Pm

Date : 28/03/

Face Massage	
Head Massage	
Neck / Shoulder Massage	
Body Massage	
Foot Massage	
Inhalation	
Thermo massage	
Shirodhara	
Steam Bath	
Nasya Treatment - Nasenspülung	
Special Treatment	
Intensive Treatment	
Synchronic Massage	
Acupuncture	
Herbal Bath	
Back Massage	
Pichu	
Powder Massage	
Wasthi - Einlauf	
Pinda Sweda	
Kati Vasthi	
Detox - Darmreinigung	
Yoga	

Normal Consultation 1-40 pm

Ein Behandlungsplan mit den verschiedenen Therapien

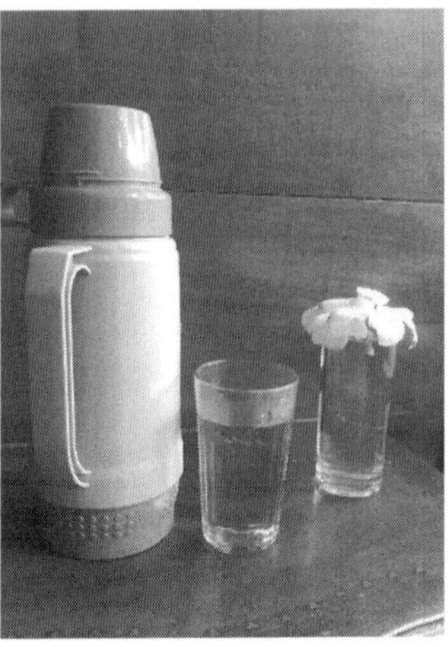

Warmes Wasser trinke ich rund um die Uhr

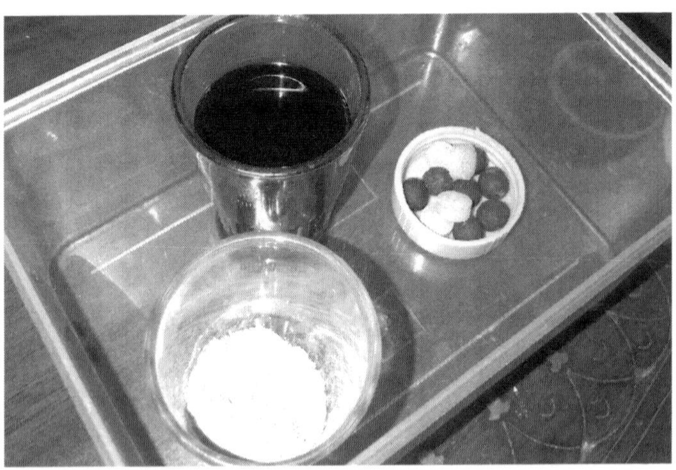

Dreimal täglich gibt es unterstützende Ayurveda-Präparate

Ok, mindestens eine halbe Stunde soll das Öl noch in meine Haut einwirken, um seine reinigende Wirkung voll entfalten zu können. Dann darf ich duschen und die Haare waschen, was drei Waschgänge erforderlich machen wird. Aber das Fett löst sich schließlich, was ich schon bezweifelt habe. Ich fühle mich nun ganz schön schlapp, wie nach einer Jogging-Einheit, obwohl ich doch nur gelegen habe.

Als es dunkel wird, geht ein gewaltiges Gewitter über der Küste nieder und wäscht den Staub von Blättern und Palmwedeln. Der prasselnde Regenguss passt zum beginnenden Reinigungsprozess, denke ich.

Die junge Ärztin informierte mich, zu welchen Zeiten die drei Mahlzeiten im Pavillon eingenommen werden: Frühstück gibt es zwischen acht und neun, davor wird täglich eine Yogastunde von sieben bis acht angeboten. Das Mittagessen findet zwischen 13 und 14 Uhr statt, das Abendessen von 19 bis 20 Uhr. Und jeweils mit dem Abendessen werde ich ja den Behandlungsplan für den folgenden Tag erhalten. Die Tage sind mit angenehmen Dingen durchgetaktet, Stress und unerfreuliche Vorkommnisse nicht vorgesehen, denke ich zufrieden.

Gegen 19 Uhr mache ich mich also auf den Weg zum Abendessen. Das Gewitter hinterließ einen duftenden, wie reingewaschenen Garten. Die Palmwipfel über mir rascheln in der leichten Brise. Aus dem Dunkel des Unterholzes steigt ein süßlich-schwerer Duft herauf und lässt Orchideen und Kräuter erahnen. Der Pfad ist schwach beleuchtet, und wie ein Raumschiff im schwarzen All leuchtet mir der Restaurantbereich am Ende des Weges entgegen. Viele Plätze im Pavillon und auf der Terrasse sind schon besetzt, es wird geredet und gelacht. An einem ausladenden runden Tisch in der Mitte des Pavillons bli-

Das Prinzip der ayurvedischen Küche

Essen hält Leib und Seele zusammen – das alte Sprichwort gilt auch im Fernen Osten. Der Ernährung kommt in der ayurvedischen Lehre eine bedeutende Stellung zu – sie gilt als Medizin. Was wir zu uns nehmen, kann uns demnach krank machen oder gesund erhalten. Die ayurvedische Medizin soll nicht nur die Symptome, sondern auch die Ursachen krankmachender Aspekte beseitigen. Zusammen mit Therapien wie Massagen, Yoga und Meditation bildet die Ayurveda-Küche eine der grundlegenden Säulen der Lehre. Die unserem Kulturkreis vertraute allgemeine Kategorisierung in gesunde und ungesunde Ernährung gibt es im Ayurveda nicht, stattdessen erfolgen spezielle Ernährungsempfehlungen für jeden > Dosha-Typ. Sie werden dem individuellen Stoffwechsel angepasst und befriedigen die physischen und mentalen Bedürfnisse jedes einzelnen Menschen.

Außer bei akuten Beschwerden oder zur Prävention müssen die Empfehlungen nicht immer streng befolgt werden. Und sind die Doshas in Harmonie, kann man laut Ayurveda recht frei sein bei der Wahl der Lebensmittel.

Kräuter und Gewürze stellen einen bedeutenden Bestandteil in der ayurvedischen Küche dar. Jede der sechs im Ayurveda bekannten Geschmacksrichtungen (> Rasas genannt) sollten bei den Mahlzeiten ausgewogen berücksichtigt werden: süß, salzig, sauer, herb, scharf und bitter. Bei der Auswahl der Zutaten zählt Einfachheit. Auf Fette cken fünf Gäste suchend auf eine Menge ordentlich aufgereihter transparenter Plastikdosen. Die Behälter sehen auf den ersten Blick alle gleich aus, aber jede ist mit einem Namen versehen und enthält kleine Gläser und Dosen. Eine nach der anderen wird vom wahrscheinlich zum Namen gehörenden Patienten herausgesucht und mitgenommen. Als ich an der Büfetttheke anstehe, lasse ich den Blick über die Tische schweifen. Zwei Frauengruppen und einige Paare kann ich als „zusammengehörend" ausmachen. Aber an den meisten Tischen sind noch einzelne oder gar mehrere Plätze frei.

In einer Reihe stehen die Gäste und schieben sich weiter am Büfett vorbei. Als ich dran bin, greife ich nach einem Teller und studiere das Speisenangebot. Jedes Essen ist mit dem Hinweis auf das Dosha, zu dem es passt, versehen: Vata, Pitta und Kapha. So kann sich jeder das seinem Typ entsprechende Mahl zusammenstellen. Da meines wohl erst morgen bestimmt wird, habe ich die freie Wahl. Die cremige Kürbissuppe sieht verlockend aus. Ich verfeinere sie mit einem Löffel frischer Petersilie. Als Hauptmahlzeiten werden eine Linsenspeise, Spinat und drei Sorten Reis angeboten, dazu eine Art dunkler Nudeln und Kichererbsenmus. Ich habe keine Ahnung von ayurvedischer Küche. Die einzigen nicht konventionellen Speisearten, die mir bekannt sind, sind die der veganen und der vegetarischen Küche. Im Grunde genommen projiziere ich diese Prinzipien vom Grundsatz her auf die ayurvedische Küche, werde aber eines Besseren belehrt, als ich mich dem Ende des Büfetttisches nähere. Lecker aussehende gebratene Hühnchenstücke im eigenen Saft und das Fischcurry, das in einem Tontopf dampft, lassen mich zugreifen. Von allem landet ein wenig auf meinem Teller. Ein kurzer Blick auf das Angebot zum Nachtisch macht und Öle wird so gut wie völlig verzichtet. Es muss nicht das exotisch ausgefallene Mahl sein, viel wichtiger sind einfache, frische Zutaten, die möglichst unverarbeitet sind. Sind wir dann nicht gestresst, verärgert oder angespannt, kann es an die Essenszubereitung gehen. Mag dieser Aspekt der westlichen Vorstellung auch fremd sein, in der ayurvedischen Lehre kommen den Emotionen und Umständen während der Zubereitung und der Nahrungsaufnahme eine große Bedeutung zu. „Runterkommen" von Stress und Hektik kann man schon, wenn man vor dem Kochen einen Moment lang bewusst zur Ruhe kommt.

Setzen Sie sich und lassen Sie sich Zeit beim Essen. Essen Sie nur Lebensmittel, die Sie mögen. Denn nur wenn es schmeckt, kann eine Mahlzeit erfreuen und gesund sein. Und weg mit dem Smartphone und der Fernsehberieselung! Positive Tischgespräche mit anderen oder ein genussvolles Essen in Stille sind eine Wohltat für Ihren Körper und Ihren Geist.

Es gibt ausführliche Auflistungen einzelner empfohlener Lebensmittel und Kräuter in Hinsicht auf die Doshas und > Gunas, deren Aufzählung an dieser Stelle jedoch den Rahmen sprengen würde. Sie finden dazu und zum weiterführenden Thema "Ayurvedische Rezepte" umfassende Fachliteratur im Handel und im Internet.

klar, dass ich noch Platz im Magen lassen sollte. Berge von Mango- und Papayasteifen sind auf Platten aufgetürmt, Melonen und ein Topf Joghurt sowie Nüsse sollen das Mahl abrunden. Ich steuere mit Suppenschüssel in der rechten und Teller in der linken Hand auf einen Tisch mit zwei Frauen zu, an dem noch zwei Plätze unbesetzt sind. „Ist hier noch frei?"

Die beiden nicken freundlich und bitten mich, Platz zu nehmen. Sie sind alleinreisend wie ich und gerade mit ihren transparenten Plastikdosen beschäftigt, auf denen mit Klebestreifen befestigt ihre Namen stehen: Moni und Ulli. In den Dosen befinden sich jeweils zwei kleine Schnapsgläser, eines bis unter den Rand mit Flüssigkeit gefüllt und eines mit einem sandfarbenen Pulver darin, sowie eine kleine Dose mit Schraubverschluss. Gerne lasse ich mir beim Essen erklären, um was es sich handelt.

„Ah, du bist erst heute angekommen? Dann wirst du ab morgen auch deine Präparate bekommen", sagt Moni, die Frau links von mir.

Präparate. Das hört sich nach Labor an, nach Schädlingsbekämpfung oder Reinigungsmitteln. Sie zeigt auf das Glas mit der dunkelbraunen Flüssigkeit darin, die mich stark an Underberg oder Ramazzotti erinnert.

„Also das hier in dem kleinen Gläschen, das ist ein Kräutertrunk. Ohne Alkohol natürlich. Das dient der Stärkung. Wir bekommen es dreimal täglich und man muss es wie alle Medizin hier vor dem Essen einnehmen."

Sie kippt den Trunk herunter und verzieht ihr rundes Gesicht.

„Man gewöhnt sich daran", meint sie und hüstelt. „Ich bin übrigens Moni." „Ich weiß", lache ich und zeige auf das Namensschild auf ihrer Dose.

Triphala, die drei Früchte

Triphala ist eine traditionelle ayurvedische Kräutermischung, die seit Jahrhunderten in der indischen Medizin zur Anwendung kommt. Auf ihr Konto soll eine Vielzahl von gesundheitlichen Vorteilen gehen. Sie dient der Stärkung des Immunsystems und der Unterstützung der Verdauungs- und Lebergesundheit.

Der Begriff "Triphala" leitet sich von den Sanskrit-Wörtern "Tri" (drei) und "Phala" (Frucht) ab. Und drei Früchte bilden die Hauptbestandteile von Triphala: Bibhitaki (Grüne belerische Myrobalane), Amalaki (Indische Stachelbeere) und Haritaki (Rispige Myrobalane). Die Kombination dieser drei Früchte wird als sehr wirksam angesehen. Triphala wird oft als allgemeines Tonikum für den Körper angesehen und soll das Gleichgewicht der drei > Doshas im Ayurveda – Vata, Pitta und Kapha – fördern.

Die erste Frucht, Bibhitaki, soll über reinigende und schleimlösende Eigenschaften verfügen. Häufig wird sie zur Befreiung der Atemwege und zur Linderung von Husten, zur Befreiung von Schleim und zur Behandlung anderer Atemwegsbeschwerden eingesetzt. Außerdem soll Bibhitaki die Verdauung fördern und den Stoffwechsel ankurbeln.

Die zweite Frucht, Amalaki, ist reich an Antioxidantien und Vitamin C. Sie soll das Immunsystem stärken, den Verdauungsapparat unterstützen und bei der Entgiftung des Körpers helfen. Auch für seine hautverbessernden

Nun schraubt sie die kleine Büchse auf und schüttet den Inhalt in ihre Handfläche. Ein gutes Dutzend Kügelchen unterschiedlicher Größe und Farbe kullern in ihre Hand.

„Dies sind verschiedene Kräuterzubereitungen. Sie sind abgestimmt auf meine Beschwerden und mein Dosha."

Näheres erfahre ich nicht, und obwohl ich gern wüsste, wie das genau funktioniert und ob es wirkt wie „normale" Medizin, frage ich nicht weiter nach. Ich finde es schon sehr persönlich, sich über Medikationen und Beschwerden zu unterhalten – nicht unbedingt ein Gesprächsthema für eine Bekanntschaft, die man gerade erst macht.

„Und was ist das für ein Pulver in dem anderen Glas?", möchte ich wissen. Beide schmunzeln.

„Ja, das ist für die Verdauung und Entgiftung", meint Ulli, die Frau rechts von mir. Sie dreht das Glas in ihrer Hand. „Triphala. Du rührst es mit etwas warmem Wasser an und dann runter damit. Das bekommen wir aber immer nur am Abend. Der Zeitpunkt macht Sinn, denn früh am nächsten Morgen geht es dann immer los. Und morgens sind ja alle noch auf ihren Zimmern."

Sie wirft mir einen bedeutungsvollen Blick zu. Aha, Abführmittel also. Gut, darauf gehen wir zu nun nicht näher ein, denn die Teller vor uns sind noch gut gefüllt.

Um neun liege ich im Bett, erschöpft und den Kopf voller neuer Eindrücke. Mein Behandlungsplan, den ich nach dem Essen aus dem Holzkasten im Pavillon herausgesucht habe, sieht für morgen Yoga, eine Komplettmassage, eine Inhalation und die Konsultation des Ayurveda-Arztes vor. Am Nachmittag wird eine halbe Stunde Meditation angeboten. Ich stelle die Klimaanlage auf 29 Grad ein, ziehe das dünne weiße Laken über mich und bin schon weg.

Eigenschaften und der Stärkung des Haars wird Amalaki geschätzt.

Die dritte Frucht, Haritaki, ist in allen ayurvedischen Textbüchern erwähnt und soll alle Körperkanäle reinigen. > Charaka beschreibt Haritaki als genauso nährend wie Muttermilch. Die Frucht enthält eine kraftvolle entgiftende Substanz und wird oft zur Reinigung des Verdauungstrakts verwendet. Sie fördert eine gesunde Darmflora. Der Stuhlgang wird unterstützt und die Absorption von Nährstoffen begünstigt.

Zusammen bilden diese drei Früchte eine wirkungsvolle Mischung, die den Körper von Giftstoffen reinigt, die Verdauung unterstützt, den Stoffwechsel verbessert und das Immunsystem stärkt. Triphala kann zur täglichen Einnahme als allgemeines Stärkungsmittel oder zur temporären, gezielten Behandlung spezifischer Beschwerden verwendet werden. Vor der Anwendung von Triphala sollte in jedem Fall ein qualifizierter Ayurveda-Experte konsultiert werden, der die richtige Dosierung festlegt und Anwendungsempfehlungen gibt, denn die Anwendung von Triphala variiert je nach Konstitutionstyp und individuellem Gesundheitszustand. Besonders bei übermäßigem Gebrauch kann es zu Nebenwirkungen wie Magenverstimmungen oder Durchfall kommen; schwangere Frauen, stillende Mütter und andere Personen mit bestimmten medizinischen Vorbedingungen sollten vor der Verwendung ihren Arzt konsultieren. Triphala wird meist in Form von Pulver, Kapseln oder gepressten Kugeln eingenommen.

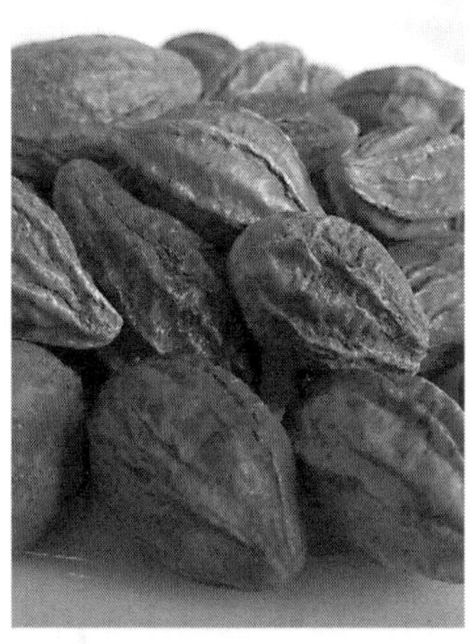

Haritaki, Rispige Myrobalane (Foto: Amatus S. Tahera)

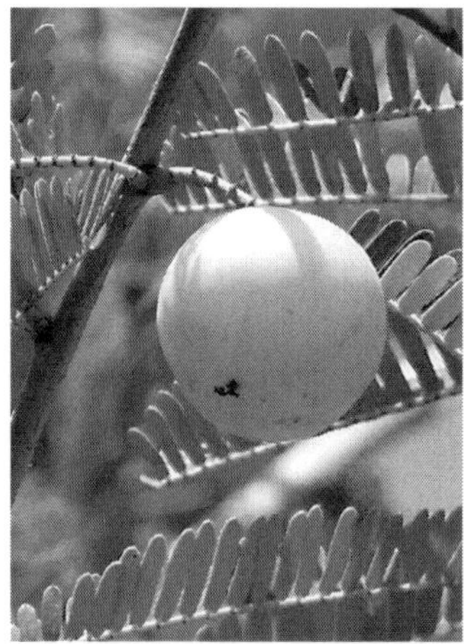

Amalaki, Indische Stachelbeere

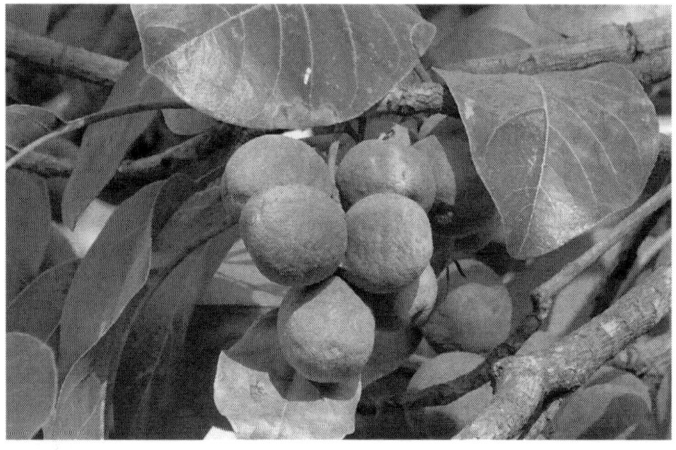

Bibhitaki, Grüne belerische Myrobalane (Fotos (2): Sarangib)

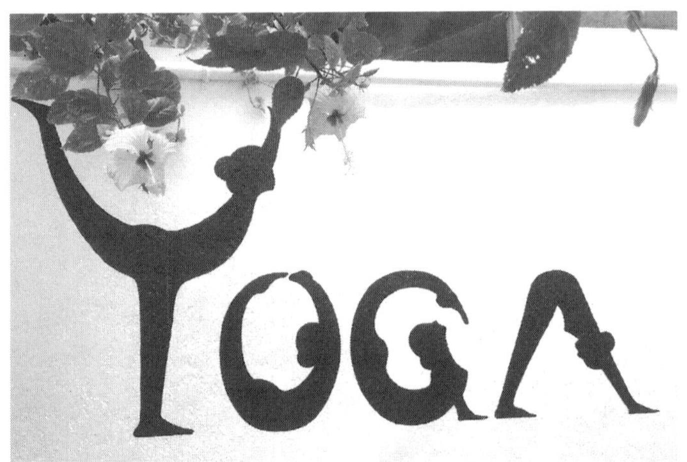

Jeden Morgen um sieben Uhr starten die Gäste so in den Tag

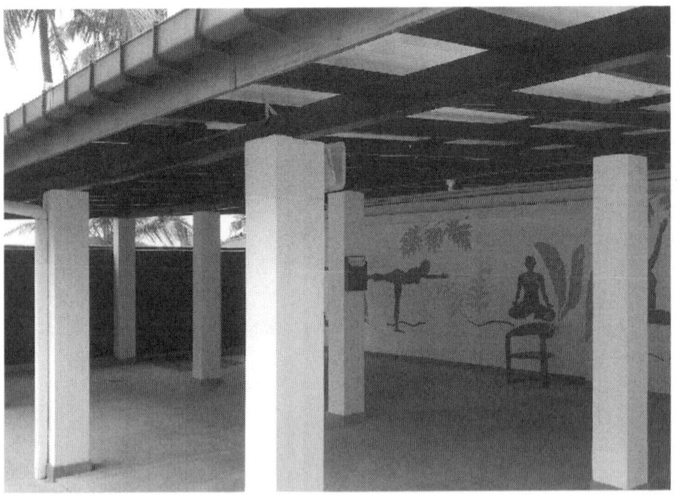

Die Yogastunden finden in einer offenen Halle am Strand statt

4

Glöckchenklang weckt mich. Er vermischt sich mit den Fetzen eines schwindenden Traumes, den ich nicht mehr greifen kann. Ich schlief wie ein Stein und habe mich während der Nacht scheinbar kaum bewegt, denn als ich nach dem Handy greife, um den Weckton abzustellen, merke ich meinen steif gelegenen Rücken. Ich blinzele aufs Display: 6:20 Uhr. Ein Sonnenstrahl fällt durch eine Lücke zwischen den dichten dunkelroten Vorhängen. Dahinter wiegen sich grün glänzende Palmwedel in der Morgenbrise. Ich springe aus dem Bett und krame nach meinen Sportsachen. Der Elan verwundert mich. Warum bin ich so fit, um diese Uhrzeit? Ich habe zwar viele Stunden geschlafen, aber mein Antrieb ist eher das Gefühl, das jetzt etwas Neues beginnt. Etwas, das ich nie zuvor gemacht habe und das mir guttun soll. Es ist die Vorfreude auf eine umfassende Umkehr einiger festgefahrener Gewohnheiten. Mit Yogamatte und Wasserflasche unterm Arm mache ich mich auf den Weg zur Rezeption, denn ich hatte gestern ganz vergessen zu fragen, wo denn die Yogastunde stattfindet.

Ein Platz neben einer üppig blühenden Hibiskushecke ist noch frei. Mit einem „flapp" entrollt sich die Matte und ich grüße meine Mit-Yogis. Um die 20 Personen haben sich unter dem Dach eingefunden, einige müssen wie ich aus Platzmangel auf die kurz geschnittene Wiese vor der offenen Halle ausweichen. Als der Yogalehrer den Bereich betritt, erheben sich alle und erwidern seinen Gruß mit einem Kopfnicken über gefalteten Händen. „Namaste!"

Die Stunde wird anstrengend, was nicht nur an der zunehmenden Wärme durch die unaufhaltsam aufsteigende Sonne

Yoga und Ayurveda – wie hängt das zusammen?

Die Prinzipien des Yoga und des Ayurveda entstammen beide den indischen > Veden. Die beiden Bereiche gelten im indischen Raum als Schwesterwissenschaften. Yoga bedeutet übersetzt Ausgeglichenheit, Verbundenheit von Körper, Seele und Geist. Yoga zeichnet sich durch richtige Atmung, Bewegung (> Asanas) und Meditation aus. Durch die heilsamen Bewegungen des Yoga fördert der Praktizierende Entspannung und Gelassenheit und nimmt damit einen positiven Einfluss auf innere Harmonie und gute Energien. Diese Themen gehören auch zu den Grundlagen des ayurvedischen Heilansatzes. Beide Lehren setzen auf ähnliche Aspekte wie Gleichgewicht, Zufriedenheit und Achtsamkeit und schließlich ganzheitliche Gesundheit.

Ayurveda sorgt mit einer Reinigung des Organismus, Massagen, Ernährung, Kräutermedizin und weiteren Therapien dafür, dass das gestörte > Dosha wieder ins Gleichgewicht gebracht wird. Auch Yoga behandelt durch das Praktizieren von Asanas und Meditation das aus der Balance geratene Dosha. Beide Lehren ergänzen sich perfekt auf dem Weg zu Vitalität und Selbstvertrauen.

liegt. Schon die Aufwärmphase hat es in sich, sie ist viel schweißtreibender, als ich es von den Yogastunden daheim kenne. Auch der Yogapart, der den Hauptteil der Stunde ausmacht, lässt mich japsen. Ich habe zu Hause geschlampt und schon seit Wochen kein Yoga und seit Monaten keinen regelmäßigen Sport mehr gemacht. Immer war etwas, das ich vorschieben konnte: Heute haben wir erst so spät essen können, ich muss mal wieder das Obergeschoss ordentlich putzen, die Arbeit war echt anstrengend. Oder die Couch zu verlockend. Das rächt sich nun. Im Eifer gehe ich die Übungen zu energisch an und spüre kurz darauf meine Kräfte schwinden. Bevor mir schwindelig wird, praktiziere ich besser mit halber Kraft weiter und teile meinen Energievorrat ein, im sicheren Bewusstsein, dass sich der Körper rasch wieder an regelmäßige Forderung gewöhnen wird. Und ich nehme mir fest vor, die Disziplin für die tägliche Yogapraxis aufzubringen, denn ich weiß, wie gut ich mich nach einer Yogastunde fühle.

Die Teilnehmer um mich herum führen die Übungen konzentriert und entsprechend ihrer Kondition und ihren körperlichen Möglichkeiten durch. Jeder ist ganz bei sich. Der Lehrer nimmt wahr, dass sich ein Mann mittleren Alters bei den dynamischen Übungen zu verausgaben droht und bremst ihn mit einem sanften „Make slow, rest a minute“. Der Mann nickt und lächelt dankbar.

Nach einer schnellen Katzenwäsche im Zimmer erscheine ich eine gute Stunde später in einem Sommerkleid beim Frühstück. Und stelle fest, dass gut die Hälfte der Gäste schon in Ayurveda-Sarongs steckt. Die Ventilatoren unter dem hohen Pavillondach sorgen für eine kaum merkliche, aber erfrischende

Brise. Aus dem Augenwinkel sehe ich, dass der Platz bei den beiden Damen von gestern Abend auch heute frei ist. Nachdem ich noch keine transparente Medizindose mit meinem Namen darauf inmitten der umfangreichen Sammlung auf dem runden Tisch gefunden habe, steuere ich auf Ulli und Moni zu. Eine Kellnerin serviert uns heißen Kräutertee. Das Büfett bietet zum Frühstück zwei Arten Pfannküchlein, bittere und etwas süßere Marmelade, Joghurt, ein Reisgericht und warme Linsen sowie Obst an. Genug, um satt zu werden.

Die Konsultation beim Arzt, den man hier Vaidya nennt, steht bald an. Ich bin so gespannt auf diese Begegnung! Was wird er bei mir feststellen, wie schätzt er meine Gesundheit ein und wie wird wohl meine Therapie aussehen? Bis elf Uhr habe ich noch etwas Zeit. Ich will fotografieren gehen. Der Garten und der Strand bieten genügend tropische Motive: Orchideen, riesige Liliengewächse, der Poolbereich, Palmen und darin herum wuselnde Palmhörnchen, die so zutraulich sind, dass mir fast Porträtaufnahmen gelingen. Per WhatsApp landen alle Eindrücke innerhalb von Sekunden auf den Handys von Familienmitgliedern und Freunden daheim.

Das Akku meines Handys zeigt rot und muss aufgeladen werden. Ich kehre also zur Hütte zurück. Als ich das Ladekabel im Zimmer in die Steckdose stecke, fällt mein Blick zufällig auf den Behandlungsplan für heute, der auf dem Tisch liegt. „10 o´clock consultation“ steht dort ganz unten in der letzten Zeile. Wie, um zehn Uhr? Das Handydisplay schockt mich mit der Anzeige 9:59 Uhr … Ich rase los. Wie peinlich wäre es gewesen, ausgerechnet zu diesem Termin zu spät zu kommen!

Dr. Rayapasha ist der leitende Arzt im Zentrum. Ein Mann von vielleicht 45 Jahren mit einem offenen, freundlichen Gesicht und einer schwarzen Brille auf der Nase. Das grau melierte Haar trägt er kurz. Er ist mir auf Anhieb sympathisch, als er mich begrüßt und mich bittet, auf dem Stuhl neben seinem Schreibtisch Platz zu nehmen. Das Zimmer kenne ich schon, hier empfing mich gestern auch Nirmala. Ich denke kurz daran, welche meiner kleinen Leiden und Unpässlichkeiten ich ihm in welcher Reihenfolge schildern soll, als er mir zuvorkommt. Er zieht den Schnellhefter, den Nirmala angelegt hat, aus einem Regal und studiert meine persönlichen Daten. Dann schickt auch er mich auf die Waage und misst anschließend Pulsschlag und Blutdruck. Er nickt, dann betrachtet er meine Fingernägel. Ich studiere sein Gesicht, kann aber keine Regung erkennen. Auch die Bindehautsäcke unter meinen Augäpfeln werden betrachtet. Dr. Rayapasha schreibt. In der zierlichen singhalesischen Schrift nehmen seine Notizen nun schon eine halbe Seite ein. Er lächelt mich an und bittet mich noch einmal um das linke Handgelenk. Wieder fühlt der Vaidya meinen Puls, mit drei Fingern. Sicher eine Minute lang, dann umfasst er mit Daumen und Zeigefinger seiner anderen Hand zusätzlich meinen Daumen, um dort den Puls zu finden. Das wiederholt er in meiner Handfläche und schließlich an Zeige- und Mittelfinger. Stets bleiben dabei drei seiner Finger am Puls meines Handgelenks. Ich bin verwundert, denn so hat noch niemand meinen Pulsschlag gemessen. Wieder macht sich der Arzt Notizen. Dann erklärt er mir auf Englisch: „Mila, Sie haben eine Bänderschwäche auf der rechten Beinseite. Knicken Sie oft mit dem Fuß um?“ Ich bejahe; das Umschlagen auf der rechten Seite kommt seit meiner Jugend immer wieder vor.

„Im unteren Rücken links gibt es ein Problem."

Stimmt, das Iliosakralgelenk ist meine größte körperliche Herausforderung, seit vielen Jahren schon. Zeitweise kann ich kaum aufstehen oder schmerzfrei aufrecht gehen und stehen. Ich komme nicht dazu zuzustimmen, denn er fährt schon fort: „Der Cholesterinspiegel ist etwas erhöht, nichts Besorgniserregendes, aber daran werden wir arbeiten. Und Sie haben den Ansatz von Hämorrhoiden, das sollten Sie beobachten." Wie bitte? Obwohl – es hat sich in der letzten Zeit tatsächlich etwas beim Toilettengang verändert. Sagen wir mal, die Durchgängigkeit ist nicht mehr so wie früher. Das werde ich daheim checken lassen! Wenn das stimmt – wie kann Dr. Rayapasha davon wissen? Er geht inzwischen weiter seine schriftlichen Anmerkungen durch.

„Die Blockade in Ihrer linken Schulter sollten wir lösen." Ich fasse es kaum. Seit einer viel zu hoch angesetzten Tetanusimpfung vor Jahren habe ich anhaltende Probleme in der Beweglichkeit dieser Schulter. Dann kommt er auf mein rechtes Ohr zu sprechen.

„Sie hören auf dem rechten Ohr nicht mehr so gut wie links, aber das ist altersbedingt." Was soll ich sagen … Volltreffer. Schon geht es weiter.

„Ihre innere Unruhe und die gelegentlichen Panikattacken können wir gut behandeln. Und wir werden dafür sorgen, dass Sie etwas abnehmen." Ich verdaue noch seine Punktlandung, was die Panikattacken angeht, bevor ich ihm dankbar für die Aussage zu meinem Gewicht bin. Sie bestärkt mich in der Vermutung, dass ich einige Kilogramm zu viel auf den Rippen vielmehr auf dem Bauch habe.

„Woher wissen Sie das alles?", frage ich recht fassungslos.

„Das ist Ayurveda“, antwortet er schlicht.

Falls ich es vor der Untersuchung getan habe, zweifle ich nun keine Sekunde mehr an seiner Kompetenz. Er hat mich doch nur angeschaut und den Puls gemessen! Bis auf Augen und Nägel wurde ich nicht körperlich untersucht, wie ich es von Arztbesuchen gewohnt bin. Das glaubt mir doch keiner, schießt es mir durch den Kopf. Dass mich auch die beginnenden Wechseljahre seit einem halben Jahr nerven, spreche ich gar nicht mehr an. Im besten Fall erledigen sich die Schweißausbrüche und nächtlichen unruhigen Zappeleien von selbst. Genauso wie meine Antriebslosigkeit.

Dr. Rayapasha wechselt einige Worte mit einer jungen Frau, die sich mir als Josephine vorstellt. Sie ist seine Assistentin. Mit meiner „Akte“ unterm Arm geht sie mir voraus in den Garten. Ein Tisch mit vier Korbsesseln steht etwas abseits unter einem duftenden Blütenstrauch. Wir nehmen Platz und Josephine fragt mich, ob ich schon einmal Ayurveda gemacht hätte. Ich verneine. Im folgenden Erklärungsgespräch – es ist mehr ein interessanter Vortrag – zeigt sie mir die Grundsätze der Lehre auf und erklärt das Prinzip der Doshas. Zu welchem Schluss der Vaidya gekommen ist, sei besonders wichtig, denn seine Einschätzung bilde die Grundlage für meine Therapien, Anwendungen und die Zusammensetzung der Mahlzeiten und Medizingaben, die ich in den kommenden 14 Tagen zu mir nehmen werde. Mein Vata sei stark erhöht, das Pitta ebenso, entnimmt sie den Schreiben. Und das Kapha sei unausgeglichen, erklärt mir Josephine. Für mich sind das alles sehr abstrakte Begriffe, die ich mit den physikalisch-wissenschaftlichen Vorgangsbeschreibungen, wie ich sie aus dem Bereich der Medizin gewohnt bin, kaum in Einklang bringen kann. In den kommenden Tagen will ich mich damit beschäftigen, mir etwas Wissen über die ayurvedischen Mechanismen und die rätselhaften Zusammenhänge anzueignen.

Um Punkt elf Uhr liege ich in einem der zu engen Einmalslips auf der Massageliege. Nach einer intensiven Kopfmassage mit nach Erde und Wurzeln riechendem Öl packt mir die Therapeutin warme in Öl getränkte Tücher um die Knöchel.

„This is Pichu", meint sie. Warme Packungen legt sie mir auch in den Nacken und auf den oberen Rücken. Kaum abgekühlt, werden die > Pichu-Auflagen gegen warme ausgetauscht. Sehr wohltuend! Es folgen Fußmassage, Beinmassage, Rückenmassage. Die Inhalation, die mir schon gestern verordnet wurde, bildet auch heute den Abschluss. Dazu legt Chandana sogleich den Deckel zur Hälfte auf den unter meinem Gesicht dampfenden Topf. Zwei Stunden dauert die gesamte Prozedur. Danach gibt es wieder heißen Kräutertee, den ich auf der Ruhebank vor der Holzterrasse Schluck für Schluck trinke. Der Schweiß fließt in Strömen.

Es ist Zeit fürs Mittagessen. Ich mache es den anderen nach, die wie ich am Vormittag ihre Anwendungen hatten: Mit Öl in den Haaren, Öl am Körper, aber immerhin in den Sarong gewickelt, steuere ich einen freien Tisch an. Heute möchte ich nicht bei Moni sitzen. Gestern nach dem Essen saßen Ulli, Moni und ich nach dem Essen noch bei einem Kräutertee – was sonst – beisammen, um zu erzählen. Moni kam so richtig in Fahrt. Mindestens neunzig Prozent der Redezeit entfielen auf sie. Ausführlichst und an mancher Stelle etwas zu detailgenau erfuhren Ulli und ich von ihren Leiden. So genau wollten wir gar nicht wissen, wie es um ihren Stuhlgang bestellt ist und wie sich ihre verschiedenen Körperschleime zusammensetzen … Zwischen den Beschreibungen und Deutungen ihrer einzelnen Körperreaktionen streute sie immer wieder die Bezüge zu ayurvedischen Grundsätzen ein. Zumindest ich konnte den Erklärungsversuchen kaum folgen. Ulli sitzt auch jetzt wieder bei ihr, sie scheint hart im Nehmen zu sein.

Gerade nehme ich Kurs auf einen Tisch, an dem ein Paar in meinem Alter bei einem Glas warmem Wasser sitzt, als mir einfällt, dass ich ja noch die mittägliche Tinktur im Arztzimmer abholen muss.

Dort fragt man nach meinem Namen und wirft einen Blick in meine Akte. Eine Assistentin im grünen Sari wählt aus dem gigantischen Arzneimittelschrank drei dunkle Flaschen aus. Von diesen Tinkturen gibt sie jeweils einen kleinen Schuss in eines der schon vertrauten Gläschen. Sie reicht es mir und ich trinke die etwas dickflüssige Flüssigkeit in einem Zug. Dieser Geschmack … bitter, herb, unangenehm. Rasch laufe ich zurück ins Restaurant, dem Ort, wo ich Wasser zum Nachspülen finden kann. Gott sei Dank, der Platz bei dem Paar ist noch frei.

Schnell stellt sich heraus, dass wir auf einer Wellenlänge sind. Wir verstehen uns auf Anhieb prächtig, teilen den gleichen Humor. Auch die beiden kommen aus Deutschland, sie sind in Remscheid zu Hause und haben schon viele Panchakarma-Kuren gemacht, unter anderem auch in Indien.

„Ihr macht das öfter?“, will ich wissen.

„Ja, wenn wir es hinbekommen, machen wir jedes Jahr eine Panchakarma-Kur“, antwortet Jörg. „Das ist so empfohlen, denn die Reinigungseffekte sollen ein halbes bis ein Jahr nachwirken.“

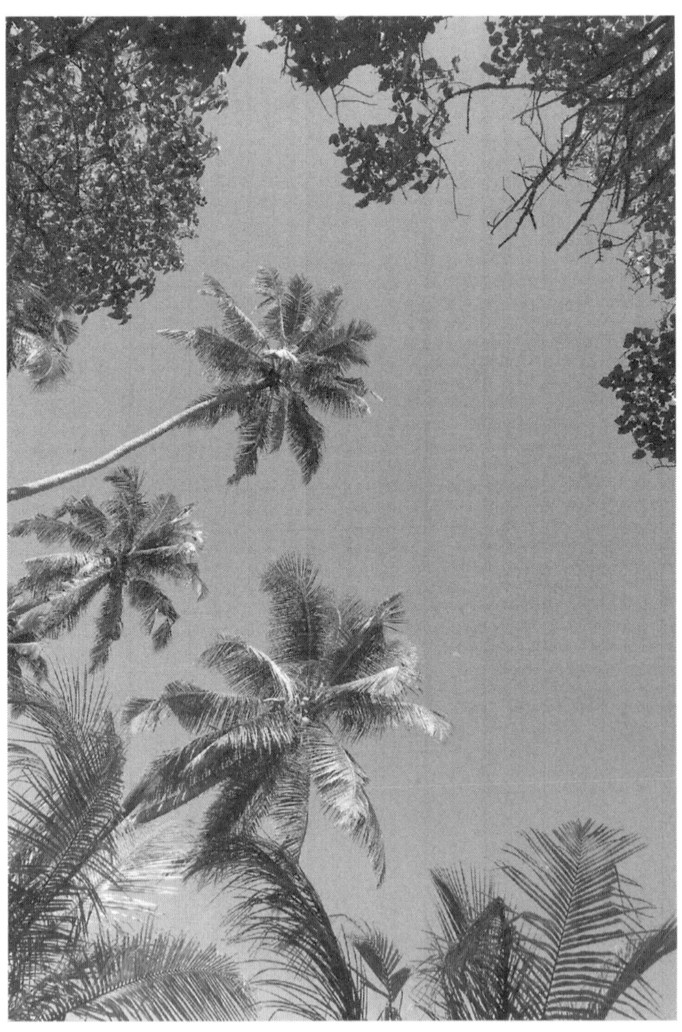

Bei diesen Aussichten fällt es leicht, die Seele baumeln zu lassen

„Aber nach Indien fahren wir gar nicht mehr so gerne, die Kuren in Sri Lanka gefallen uns einfach besser", fügt Claudia hinzu. „Die Anwendungen zumindest hier in diesem Resort sind vielfältiger und zahlreicher. Wir sind dauernd beschäftigt! Ich finde das klasse."

„Ja, mir geht es genauso. Und obwohl es hier rustikaler zugeht, ich meine damit zum Beispiel die Modernität der Räume, finde ich die Therapien irgendwie effektiver", fügt Jörg hinzu. „Ich bin nach zwei Wochen fit wie ein Turnschuh. Und sauber ist es hier ja trotzdem, auch wenn an manchen Stellen der Putz bröckelt. Wir sind jetzt zum zweiten Mal hier."

Ihre Beurteilung freut mich sehr. Da habe ich wohl auf Anhieb eine gute Wahl getroffen.

„Was haltet ihr eigentlich von den Diagnosen von Dr. Rayapasha?", frage ich.

„Was der aus dem Puls heraus fühlen kann, ist einfach unglaublich!" Jörg ist ehrlich beeindruckt. „Allerdings habe ich gestern mit Micha aus Österreich gesprochen." Er deutet auf einen Mann um die 45 an einem Tisch neben der Wasserausgabe. „Der meinte, sein schlimmstes Leiden habe der Arzt nicht erkannt. Er musste ihn darauf hinweisen. Also, ich für meinen Teil kann nur wirklich Beeindruckendes berichten. Auch wegen der Kompetenz von Dr. Rayapasha sind wir wieder hier."

Ok, ich fühle mich bestätigt. Die treffsichere Beurteilung des Vaidyas heute Morgen war also tatsächlich kein Zufall, sondern auch bei anderen Menschen liegt er richtig.

Beim Nachtisch setzt ein leichter Kopfschmerz ein, der aber nach einer Stunde verfliegt. Ich schiebe ihn auf die Kopfmassage, die ich einfach nicht gewohnt bin. Auch in den Muskeln ziept es etwas, was jedoch auch nicht lange andauert. Mir kommt der Gedanke, dass sich mit dem Auftauchen und anschließenden Verflüchtigen des Schmerzes vielleicht tatsächlich schon etwas Schädliches (was auch immer) löst.

Weiße Wattebauschwolken ziehen langsam über den Himmel. Der Indische Ozean breitet sich glitzernd und unendlich unter der Nachmittagssonne aus. Im Schatten einer Palme kann ich mich seit einer halben Stunde nicht dazu entschließen, zu dem Roman zu greifen, den ich im Flughafen zu lesen begonnen hatte. Statt dessen genieße ich mit geschlossenen Augen das Geräusch des Wellenschlags von einer Liege am Strand aus. Beinahe döse ich weg, als mich ein Mann leise anspricht. Ob ich gerade Zeit hätte, um die Tour zu planen?

„Sicher!“ Ich setze mich auf. Roshan, so stellt er sich vor, schiebt einen Stuhl heran und setzt sich ebenfalls. Er zückt Schreibblock und Kugelschreiber.

„Wie lange hast du denn Zeit?“, fragt er mich auf Englisch.

Nach der Panchakarma-Kur habe ich vor, noch sieben Tage lang die Insel zu erkunden. Das Datum für den Rückflug nach Deutschland hatte ich entsprechend angepasst. Und eigentlich hatte ich vor, mir für die Zeit der Rundreise einen Mietwagen zu nehmen. Die Hotels unterwegs wollte ich mir selbst suchen. Über diesen „Plan“ hatte ich mich vor einigen Tagen mit dem Hotelbesitzer ausgetauscht. Er machte den Vorschlag, es doch besser mit einem Fahrer zu versuchen. Der würde sich natürlich perfekt in Sri Lanka auskennen und mich dahin führen können, wonach ich ansonsten lange suchen müsste. Und es vielleicht doch nie finden würde. Ich fragte nach dem Preis für einen solchen Luxus.

„Um die 50 Dollar am Tag nimmt er. Darin sind der klimatisierte Wagen, Essen und Unterkunft für den Fahrer inbegriffen. Ich kenne den Mann gut, er spricht englisch und ist äußerst zuverlässig." Das klang sehr vielversprechend. Und weil ich noch nie in Sri Lanka war, lasse ich mir nun gern Vorschläge von Roshan machen.

Nur einige wenige Orte kann ich ihm nennen, die ich unbedingt sehen möchte: den Löwenfelsen bei Dambulla, den Zahntempel in Kandy und einen Nationalpark – wegen der dort lebenden Elefanten und Leoparden. Weil diese Orte nicht nur für Singhalesen beliebte Ausflugsziele darstellen, sondern auch oft von sehr vielen Touristen wie mir besucht werden, darf es mit diesen drei Vorschlägen aber auch schon genug sein, was die klassischen „Touri-Ziele" angeht. Roshan schlägt mir vor, zusätzlich kaum bekannte Wasserfälle und kleine Dörfer zu besuchen und ein Dschungelgebiet zu durchqueren, um mir eine kleine, private Teeplantage zu zeigen. Ich bin einverstanden und schon nach 30 Minuten steht die Tour im Groben.

Vor dem Abendessen finde ich zum ersten Mal eine Medizindose mit meinem Namen darauf auf dem großen Tisch neben dem Restaurant. Auch in meiner Dose sind drei unterschiedliche Präparate, wie bei allen anderen Patienten. Als ich sie mit denen meiner beiden Tischnachbarn Claudia und Jörg vergleiche, stelle ich fest, dass sich die Kügelchen jedoch in Anzahl und Aussehen voneinander unterscheiden. Auch der Kräutertrunk riecht bei jedem anders, denn er wird ja für jeden einzelnen zusammen gemischt. Mit ihm fange ich an und frage mich sogleich, wie ich das anstehende Abendessen noch genießen soll. Der Saft schmeckt noch unangenehmer als heute Mittag, herb und unglaublich bitter. Mit verzogenem Gesicht greife ich nach einer der silbernen Thermoskannen, die auf jedem Tisch warmes Wasser bereithalten. Ich stürze ein ganzes Glas davon herunter. Viel trinken soll ich ja sowieso, denke ich pragmatisch und mache gleich mit der Einnahme der zehn dunklen Kügelchen aus der Schraubdose weiter. Immer zwei auf einmal schlucke ich sie und spüle mit viel warmem Wasser nach.

Auch Claudia und Jörg haben keine Ahnung, worum es sich bei den schwarzen Kügelchen handelt. Sie meinen, es gäbe ganz viele verschiedene Sorten, die aber fast alle gleich aussehen würden. Das sandfarbene Abführmittel, das nur zum Abendessen gereicht wird, bleibt für nach dem Essen.

Ich wundere mich, dass viele Gäste Dinge schlucken, von denen sie gar nicht genau wissen, um was es sich handelt. Dann kommt mir in den Sinn, dass es sich mit den daheim verschriebenen Arzneien ja genauso verhält: Man hat selbst kaum Ahnung von der Medizin und vertraut seinem Arzt. Als ich den Gedanken fortführe, frage ich mich, warum ich mich über dieses Verhalten der Gäste wunderte. Zeige ich damit nicht ein wenig Skepsis gegenüber der Ayurveda-Medizin und der Kompetenz des Vaidya? So gern möchte ich überzeugt werden, dass Ayurveda helfen kann!

Jeder von uns verspeist eine ordentliche Portion Curry mit Huhn und Gemüse. Auf Anraten meiner Tischgenossen fülle ich nach der Mahlzeit ein viertel Glas mit kaltem Wasser und rühre das verbliebene Pulver hinein. Dann stürze ich das Gemisch herunter. Leider muss der leckere Nachgeschmack der gerade von mir zum Nachtisch verspeisten Backbanane darunter sehr leiden. Also noch ein Glas Wasser hinterher gekippt. Mein Wasserhaushalt müsste mittlerweile top sein.

„Boah, ich muss ins Bett", meint Jörg und streckt sich. „Das gibt es echt nicht, zu Hause will ich nie vor 23 Uhr in die Kiste, und hier kann ich von 21 Uhr bis morgens durchschlafen. Ist nicht das Schlechteste", grinst er. Die beiden verabschieden sich lachend.

„Bis morgen dann!"

Auch ich strecke mich wenig später auf meinem Bett aus. Unweigerlich fällt mein Blick auf den dicken Bauch. Der muss nun wirklich weg. Wenn das gelingt, bin ich überzeugt von meiner Ayurveda-Therapie. Und wenn ich wieder Energie bekomme. Ja, und wenn mein Rückenleiden besser wird, füge ich in Gedanken hinzu … So gut wie alles habe ich ausprobiert, um den leidigen Rettungsring um den Bauch herum loszuwerden: Intervallfasten, Iss-die-Hälfte, Sport. Der Wanst widerstand allen Bemühungen und sitzt nach wie vor hartnäckig an seinem Platz. Kuchen und Süßigkeiten habe ich vermieden, den Chipskonsum streng kontrolliert. Wohl nicht konsequent genug, denn habe ich Stress oder Ärger, greife ich gern zu Fettem und Süßem. Dass das keine Lösung ist, sondern mich in seinen speckigen Auswirkungen nur noch weiter runterzieht, ist klar.

In der Nacht finde ich kaum Schlaf. Ich wälze mich hin und her, aber mein Körper fühlt sich anders an als bei meinen gelegentlichen, hormonbedingten nächtlichen Unruhen. Die Hüftgelenke schmerzen, die Nase ist nicht mehr frei, der Hals leicht belegt und hinter den Augen pocht es. Gegen drei Uhr fällt mir ein, dass sich gestern eine Frau am Büfett darüber monierte, als sich ein Gast einen Teelöffel Salz auf seinen Tellerrand schaufelte. Sicher machte er das nicht ohne Grund und ich komme darauf, dass ich vielleicht Salzmangel habe. Ich kenne das vom

Radfahren. Wenn es heiß ist, ich mich sehr anstrenge und gegen den Durst nur Wasser trinke, fehlen dem Körper Mineralien, und ich habe abends die schönsten Kopfschmerzen. Hier ist es nicht anstrengend, aber eigentlich schwitze ich ja den ganzen Tag lang. Ich stehe auf, um mir wenigstens eine Banane aus dem Willkommens-Obstkorb zu nehmen und trinke ordentlich Wasser. Die Banane hat vielleicht genügend Spurenelement, um den Kopfschmerz zu beseitigen. Ich nehme mir vor, morgen mein Essen zu salzen. Wieder im Bett lausche ich dem Getrappel irgendwelcher herumtollender Tiere auf dem Dach meiner Hütte. Im nahen Dorf beginnen schon Hähne zu krähen. Ein Hund kläfft in der Ferne. Andere antworten ihm, dann finde ich wenige Stunden Schlaf.

5

Zum frühmorgendlichen Yoga muss ich mich heute quälen. Der Hüftschmerz ist zwar verschwunden, der Schmerz in Kopf- und Halsbereich jedoch nicht. Ich bin trotzdem motiviert, keine Stunde auszulassen und will sehen, ob die > Asanas gegen das Unwohlsein helfen.

Aber es wird schlimmer. Beim Frühstück bringe ich kaum etwas herunter, und bevor meine Anwendungen um neun Uhr beginnen suche ich den Arzt auf, um ihm meine Beschwerden zu schildern. Dr. Rayapasha blickt mir in die Augen und umfasst mein Handgelenk. Er meint, ich hätte einen Infekt und ein wenig Temperatur, weil der Körper dagegen ankämpfe. Er streicht die Kopfmassage für heute vom Plan. Stattdessen bekomme ich eine besondere Inhalation verordnet. Bei der vorgesehenen Ganzkörpermassage könne es bleiben.

Wenig später im Massageraum erkennt die Therapeutin, dass es mir nicht so gut geht, und sie führt die Ausstreichungen und Massagen sehr sanft durch. Die Ärztin Nirmala schaut herein. Auf > Shirodhara, den Stirnölguss soll ich heute wie auch auf die Akupunktur lieber verzichten, meint sie. Wie schade! Beides wäre das erste Mal für mich gewesen.

Ich schleppe mich nach der Behandlung ins Bett. Immerhin hat die Inhalation dafür gesorgt, dass die Nase frei ist und ich leichter atmen kann. Mittlerweile lautet meine Selbstdiagnose „Sonnenstich“. Ich hatte mich gestern zwar fast nur im Schatten aufgehalten, hatte aber deswegen kein Käppi auf dem Kopf. Kurz verschwende ich einen Gedanken an das Schreckgespenst Corona, als ich das Fieberthermometer (ich habe tatsächlich eines dabei) aus meinem Kulturbeutel krame. Wie vom Arzt erkannt liegt die Temperatur leicht erhöht bei knapp 38 Grad. Ich verschlafe den ganzen Nachmittag. Zwischendurch bringt Claudia mir etwas vom Mittagsbüfett vorbei und hofft, dass ich bald wieder auf den Beinen bin.

„Du bist doch gerade erst gekommen“, bedauert sie. Wem sagt sie das. Ich bin enttäuscht und verärgert. Das Gläschen mit dem dunklen Kräutertrank aus dem Arztzimmer lasse ich diesmal weg. Ich glaube, ich müsste mich sonst übergeben.

Zum Abendessen kann ich mich zwar hinschleppen, esse aber nur eine Suppe und etwas Obst und nehme meine Medizin ein.

In der folgenden Nacht bekomme ich Husten. Die Lunge tut mir weh, und es ist kein Spaß, mit ordentlich Abführmittel intus dauernd husten zu müssen. Alle zehn Minuten muss ich auf die Toilette rennen. Am Morgen liegt meine Temperatur bei 38,4 Grad. Es klopft, und vor meiner Tür steht ein lächelnder Angestellter, der mir ein Tablett mit einer warmen Reissuppe reicht. Die Hälfte schaffe ich, den Rest muss ich stehen lassen. Ich ziehe mir was über und frage in der Rezeption nach, ob es besser sei, einen Arzt von auswärts zu konsultieren. Oder soll ich nochmals den Vaidya aufsuchen? Das freundliche Mädchen hinter der Theke greift zum Telefon und besorgt mir sogleich für halb zehn einen Termin bei Dr. Rayapasha.

„Er kann am besten einschätzen, was zu tun ist“, meint sie und wünscht mir gute Besserung.

Als ich in seinem Praxisraum Platz nehme, umfasst er mein Unterarm und meint: „38 Grad. Wir müssen die Infektion ausheilen.“ Abgesehen von meinem derzeitigen Zustand bin ich wieder beeindruckt. Er meint, es würde sich um nichts besonders Schlimmes handeln und dass mir Paracetamol helfen würde. Was genau ich habe, erfahre ich nicht. Ich bin jedoch froh, dass ich vorerst auf einen auswärtigen Arztbesuch verzichten kann. Für heute werden alle Anwendungen gestrichen. Um 16 Uhr soll ich noch mal bei ihm vorstellig werden. Dr. Rayapasha ruft seine Assistentin und organisiert, dass ich zum Mittagessen eine köstliche Hühnersuppe außerhalb des Büfettangebots bekomme.

Alle am Tisch sind ziemlich neidisch auf meine duftende Suppe und stellen fest, dass Hühnersuppe wohl auf der ganzen Welt *das* Mittel gegen einen Infekt ist.

Auf Obst muss ich leider verzichten, meinte der Arzt. Und ich soll mich heute nicht in die Sonne legen, nicht dem Wind aussetzen und viel ruhen. Ich halte mich daran und liege nur eine Stunde draußen. Vollkommen sonnenfrei unter dichten Palmen dämmere ich durch den Nachmittag. Die restliche Zeit verbringe ich im Zimmer mit Hörbuch hören. Ich krame noch Filzstifte und ein Malbuch heraus, so eines für Erwachsene, in denen man Mandalas ausmalen kann. Sehr entspannend übrigens oder eine gute Beschäftigung, wenn man so gar nichts zu tun hat (das kommt bei mir eigentlich nie vor). Dabei mache ich mir Gedanken, wie ich an diesen Infekt gekommen bin. Ein Sonnenstich ist es sicher nicht. Mir fällt die Dame mit den glasigen Augen ein; die, die vor drei Tagen im Flugzeug neben mir saß, den ganzen Flug verschlief und eine völlig verstopfte Nase hatte. Ob sie so verantwortungslos war, sich mit einem ansteckenden Infekt in ein voll besetztes Flugzeug zu setzen? Von der Inkubationszeit her könnte es passen. Ich werde es nie erfahren. Aber am Abend ist das Fieber so gut wie verschwunden.

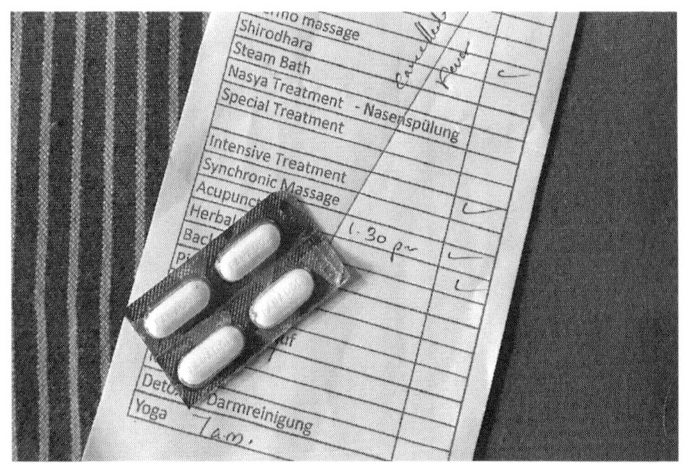

Paracetamolgabe – und für heute alle Anwendungen gestrichen

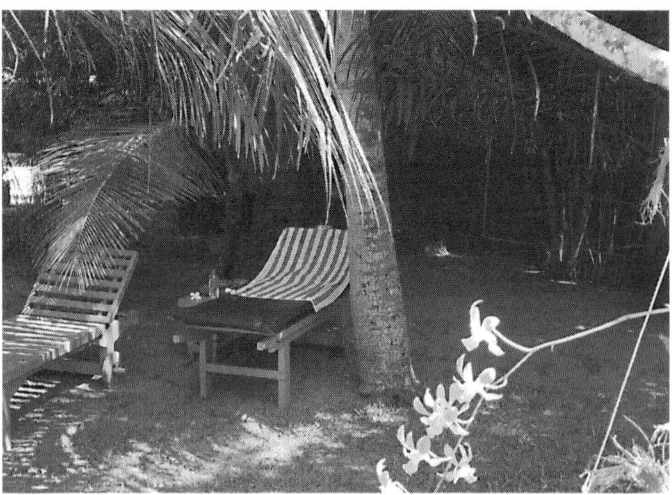

Ich darf mich nur noch im Schatten aufhalten

Zum Abendessen nehme ich einen unbesetzten Tisch ein, denn ich möchte niemanden mit was auch immer anstecken. Zwei Tische weiter löffelt Moni in ihrer Suppe, diesmal nicht mit Ulli, sondern einer anderen Frau als Tischnachbarin. Moni erwidert meinen Abendgruß nicht. Ist sie beleidigt, weil ich mich nicht mehr zu ihr setze? Sie würdigt mich jedenfalls den ganzen Abend keines Blickes.

Eine Gruppe lärmender Osteuropäerinnen nimmt den Achtpersonentisch gleich neben dem Büfett ein. Die Mädels aus der Slowakei sind erst heute angekommen und feiern ausgelassen bei Kräutertee und Linsen mit Kokosflocken.

Die Nase sitzt erneut komplett zu, und ich kann wieder nicht einschlafen. Das Nasenspray steht daheim in Coburg im Medizinschrank. Um kurz vor Mitternacht rapple ich mich schließlich wieder auf und laufe zur Küchentheke. Ich brauche Salz, um eine Nasenspülung zu machen, sonst werde ich verrückt mit der verstopften Nase. Mit dem Handy leuchte ich durch das stockdunkle Restaurant. Alle Edelstahlbehälter auf dem Büfett sind gespült und unter einer transparenten Plane ordentlich aufgestapelt. Die Gewürze sind natürlich abgeräumt. Ich schaue mich um. Ein gelber Lichtstrahl fällt durch die angelehnte Tür, die zum Kochbereich seitlich hinter der Theke führt. Ein metallisches Klappern dringt aus der Küche.

„Hello, someone there?“, rufe ich verhalten durch den Schlitz. In der Tür erscheint eine korpulente Singhalesin mit einem Abtrockentuch in der einen und einem Topf in der anderen Hand. Mit großen Augen unter ihrem kunstvoll geschlungenen Kopftuch sieht sie mich an. Sie bekommt sicher nicht oft nächtlichen Besuch in der Küche.

„Salt? Sure!", antwortet sie strahlend auf meine Frage. Aber sicher hat sie Salz und füllt mir etwas auf einen Unterteller ab.

Zurück im Zimmer finde ich die kleine Wasserflasche, die ich im Flugzeug bekommen habe, und mische darin etwas Salz mit warmem Wasser, bis es nach Tränen schmeckt. Bei der Nasenspülung geht das meiste daneben, denn die Flaschenöffnung ist zu groß für so ein Nasenloch. Nach einigem Herumprobieren bekomme ich die Spülung jedoch hin und kriege die Nase ziemlich frei.

Am Morgen ist das Fieber wieder da, 38,2 Temperatur mit formidablem Kopfschmerz. Ich habe keine Ahnung, ob ich noch Paracetamol einnehmen soll, und suche deswegen um halb neun Uhr wieder den Arzt auf. Seine Therapie: Ayurveda-Medizin für heute fällt für mich wieder aus, stattdessen gibt es Paracetamol von der Rezeption. Mit der Vorahnung, dass die nächste Nachtruhe auch wieder vom Zustand meiner Nasenschleimhäute abhängen wird, laufe ich zur Straße und halte ein Tuktuk an. Nach kurzem Feilschen bringt mich der Fahrer vier Kilometer in die nächste kleine Stadt zu einer Apotheke. Das offene Tuktuk rast durch die Straßen, und ich habe Probleme, mich auf dem Rücksitz zu halten. Immerhin läuft der Fahrer bei der Frischluftzufuhr nicht Gefahr, sich bei mir anzustecken. Ein geschlossenes Taxi hätte ich aus diesem Grund erst gar nicht bestiegen. In der Apotheke erstehe ich eine Flasche Nasenspray. Außerdem frage ich nach Slipeinlagen, die in Anbetracht von Husten in Kombination mit Abführmitteln unbedingt angeraten sind.

Später bekomme ich im Resort eine Kopf- und eine Fußmassage, die beide sehr guttun. Als ich mich jedoch zur Rückenmassage auf einen Hocker setzen soll, bekommt mir das nicht. Der Kreislauf macht da nicht mit. Bevor ich vom Stuhl falle, brechen wir lieber an dieser Stelle ab.

In der Nacht geht mir schon besser. Um 23 Uhr werfe ich die hoffentlich letzten beiden Paracetamoltabletten ein. Tatsächlich geht es mir am nächsten Morgen wieder gut. Auf dem Weg zum Restaurant treffe ich auf Gesa, die nach ihrer dreiwöchigen Kur morgen abreisen wird. Ich möchte wissen, wie es ihr gefallen hat. Sie lobte die Behandlungen hier und die Anlage. Aber übers Essen schimpft sie. Ihrer Meinung nach seien die Dosha-Einteilungen der Speisen nicht vernünftig genug voneinander getrennt. Sie macht es daran fest, dass sie in der Zeit ihres Aufenthalts hier nur ein Kilo abgenommen habe. Vor ein paar Jahren in einem anderen Resort sei es viel mehr gewesen! Wenig später sehe ich, wie Gesa einen voll beladenen Teller vom Büfett an ihren Tisch balanciert, und das wird an diesem Morgen nicht ihr einziger bleiben.

Ich nehme einen noch unbesetzten Tisch ein, weil ich auf Claudia und Jörg warte, mit denen ich gerne wieder zusammensitzen würde. Als wenig später noch eine gerade erst angekommene junge Frau aus der Schweiz, Madeleine, zu uns dreien stößt, haben wir für die nächsten Tage eine tolle Truppe während der Mahlzeiten beisammen.

Meine Therapien beginnen erst um elf Uhr, und so setze ich mich nach einem Frühstück noch für zwei Stunden an den Strand. Natürlich strikt nach ärztlicher Verordnung immer noch im Schatten und so gut wie windstill hinter Hibiskusbüschen verborgen. Die Morgenluft ist herrlich frisch. In der Nacht gab es wieder ein reinigendes Gewitter. Es ist noch nicht heiß und das Meer brandet so energisch wie seit tausenden Jahren als Ufer.

Zwei junge Frauen aus der slowakischen Reisegruppe steuern auf die Liegen neben mir zu. Mit Sicherheit kommen sie gerade von den Anwendungen zurück. Mit ölglänzender Haut, in pinkfarbenen Sarongs und mit farblich passenden Tüchern um die Köpfe gewickelt schlappen sie auf Flip Flops über die Wiese. Sie rücken sich gegenseitig ihre Turbane zurecht, die sie nach der Öl-Kopfbehandlung bekommen haben. Dann zücken beide einen Selfie-Stick. Noch den halben Tag werde ich sie damit immer wieder sehen. Sie laufen durch den Garten, posieren vor der großen blauen Orchidee, riechen mit vor Verzückung verdrehten Augen an der roten, filmen sich, als sie am Mittag akupunktiert werden. Ich laufe zur Rezeption, um mein Strandtuch auswechseln zu lassen, da sitzen sie in der stylishen Sitzgruppe unter Palmen beim Kräutertee trinken, mittlerweile zu dritt. Mit drei Handys an drei Selfie-Sticks fotografieren sie sich beim Pillen einnehmen. Die Follower wollen unterhalten werden!

6

Endlich gibt es auch für mich wieder das volle Programm. Ich freue mich so, dass ich den Infekt recht schnell überstanden habe! Was für ein Rückschlag, ausgerechnet hier krank zu werden. Aber wenn ich so darüber nachdenke, kann es doch auch sein, dass sich angestaute Schwächen und nie fertiggestellte „Baustellen" einen Weg nach außen bahnen. Schwächen, für die es in meinem eingefahrenen Umfeld daheim nie Zeit gab, um sie auszukurieren. Mit diesem interessanten Gedanken will ich neu durchstarten.

Den Anfang macht eine fantastische Gesichtsmassage mit Akupressur, dann folgen eine Fuß- und eine Ganzkörpermassage. Das Öl fließt in Strömen, und ich folge auf dem Bauch liegend dem Gedankengang von heute Mittag. Mädels, holt alles, was euch möglich ist und was mich krank machen kann, aus mir heraus! fordere ich in Gedanken meine Therapeuten auf. Ich höre Chandana am Beistelltisch herumwerkeln. Sehen kann ich nichts, denn immer noch liege ich auf dem Bauch, und der Tisch steht am Fußende der Liege. Dann spüre ich an zwei Stellen im Schulterbereich einen leichten warmen Druck.

„Was ist das?", frage ich sie.

„Oh, man nennt es > Pinda Sveda", antwortet Chandana. „Schau!"

Ich stütze mich auf die Ellbogen, um erkennen zu können, was sie mir vors Gesicht hält. In jeder Hand hält sie einen dicken weichen, aber festen Stempel aus Stoff, der oben zu einem Ende verdreht ist, der als Griff dient.

„In den Säckchen sind warme Kräuter und Früchte. Pinda Sveda ist sehr gut gegen Verspannungen." Sie streicht über mei-

Akupunktur und Ayurveda

Akupunktur ist eine alte Behandlungstechnik, bei der feine Nadeln bestimmte Punkte des Körpers stimulieren sollen. Nach Theorien der traditionellen chinesischen Medizin wird der Körper von 14 sogenannten Meridianen durchzogen, den Energiebahnen unseres Körpers. Ist der Energiefluss gestört, soll das gezielte Stimulieren der Akupunkturpunkte Blockaden lösen und überschüssige Energie abführen. Der Körper soll dadurch ins Gleichgewicht kommen.

Auch bei der ayurvedischen Akupunktur (> Marma-Akupunktur genannt) werden Akupunkturnadeln verwendet, die an bestimmten Punkten in die Haut eindringen, um das > Prana (die Lebenskraft) des Körpers mit den Einflüssen der Außenwelt auszugleichen und so ein Gleichgewicht und damit Gesundheit herzustellen. Die Marmas sind dafür verantwortlich, die verschiedenen Systeme im Körper über eine Reihe von Kanälen, die > Nadis genannt werden, mit ihren inneren Organen zu verbinden. Sie tragen auf diese Weise Prana zu jedem Marma. Ayurveda-Akupunktur soll heilen, indem sie den Körper zur Heilung anregt, anstatt die Krankheit selbst zu behandeln.

Zur Wirksamkeit von Akupunktur erschien in *Zeit online* vom 6.4.2010 ein interessanter Bericht:

„Es gibt wenige Verfahren der sogenannten alternativen Medizin, deren Wirksamkeit so anerkannt ist wie die der zur TCM *(Traditionelle Chinesische Medizin, Anm. der Au-*

nen Rücken abwärts. „Deine Haut wird schöner und das Fett geht weg.“ Ich ergebe mich den guten Aussichten.

Die erste Akupunkturbehandlung meines Lebens steht an. Sieben Nadeln setzt mir Dr. Rayapasha fast schmerzlos in den Kopf, mehrere bekomme ich in Arme und Beine, eine in die Hand oberhalb des Daumens gesteckt. Es tut dort erst weh, als ich die Hand bewege. Also unterlasse ich das und döse auf einer der drei nebeneinanderstehenden Liegen vor mich hin. Der Platz, an dem akupunktiert wird, ist von perfekter Harmonie. Von der großen überdachten Holzterrasse aus fällt der Blick auf die dichten Büsche und Baumkronen vor dem Ayurveda-Zentrum. Zwischen den Blättern und Zweigen tummeln sich bunte Schmetterlinge und Vögel, hauptsächlich auf ständiger Nahrungssuche befindliche Glanzkrähen. Flinke Palmhörnchen jagen hintereinander her. Der lautlos rotierende Ventilator unter dem Dach sorgt für eine frische Brise, während ich mir vorstelle, wie durch die Akupunktur-Behandlung meine Lebensenergie („Qi“ nennt man die, meint mein Nachbar auf der Liege links von mir) in Fluss gerät und mein Immunsystem gestärkt wird. Mit diesen Gedanken und so paradiesisch untergebracht vergehen die 30 Minuten Akupunktur wie im Flug.

Schon eine gute Stunde später sehe ich den Vaidya wieder, denn die routinemäßige Kontroll-Konsultation steht an. Zweimal in der Woche werden alle Patienten überprüft. Der Arzt fragt nach dem Befinden, misst den Puls und möchte die Frequenz der Toilettengänge und den Zustand des Stuhls wissen. Ich habe mich schon an solche Fragen gewöhnt. Blutdruck und Pulsfrequenz sind bei mir gleich geblieben. Seit heute darf ich wieder die Ayurveda-Medizin einnehmen, der Infekt gehört *torin)* gehörenden Akupunktur. Die Weltgesundheitsorganisation sieht es als erwiesen an, dass etwa 40 Krankheiten damit behandelt werden können. Die Effekte der Nadeln, die an ganz bestimmten Stellen des Körpers in die Haut gestochen werden, um der Lebensenergie Qi wieder freien Fluss zu gewähren, sind in Studien mit Patienten nachgewiesen worden. Dabei berichteten die Probanden nicht nur von einem Nachlassen der Beschwerden oder schwindenden Schmerzen, es fanden auch im Körper Veränderungen statt. So scheint die Technik das Immunsystem zu aktivieren – was bei Angriffen von außen keine überraschende Reaktion des Körpers ist. Auch werden vermehrt körpereigene Opiate ausgeschüttet, was die Wirkung gegen Schmerzen erklären könnte. Allerdings scheinen die speziellen Akupunkturpunkte entlang der sogenannten Meridiane weniger wichtig zu sein. Eine Studie ergab, dass die Wirkung sich nicht messbar unterscheidet, wenn die Nadel deutlich neben der vorgeschriebenen Stelle gesetzt wird. Das lässt sich erklären, wenn man die Ursprünge der Technik etwa 600 vor Christus betrachtet: Die ursprünglichen Stellen orientierten sich an Referenzpunkten der Kompassrichtungen und des Firmaments auf dem menschlichen Körper. Schließlich galt die Himmelssphäre, wie das ganze Weltall, in der chinesischen Philosophie als Abbild des Organismus. Möglicherweise bewirken die Stiche an festgelegten Punkten also nur eine Art Placeboeffekt, weil der Patient mit seinem individuellen Leiden eine spezifische Therapie erwartet.“ [1]

damit offiziell der Vergangenheit an. Erfreut erfahre ich, dass ich in fünf Tagen 1,5 Kilo Gewicht verloren habe. Es kann natürlich sein, dass die überstandene Krankheit einen Anteil daran hat. Aber nicht nur die Waage ist Zeuge dieser erfreulichen Entwicklung: Heute Morgen passte mir endlich auch einer dieser hässlichen Einmal-Slips, die der Händler leider eine Größe zu klein geliefert hatte und die vor ein paar Tagen noch wirklich albern aussahen – nach Pellwurst-Ummantelung.

Das Resortleben bildet einen eigenen kleinen Kosmos, in dem Therapeuten und Patienten wie Planeten um das „Sonnensystem" des Ayurveda-Zentrums rotieren. In immer gleichen Abfolgen drehen sich Anwendungen, Ruhezeiten, Mahlzeiten und Konsultationen umeinander. Nach wenigen Tagen hier kann kaum einer der Gäste noch den Wochentag bestimmen. Während anwendungsfreier Stunden setzen kleine Ausflüge in die nähere Umgebung und Unterhaltungen mit anderen gelegentliche Akzente in der Tagesroutine.

Mit meinem Buch unter dem Arm schlendere ich am Strand entlang. Der Ozean rauscht mit sich immer höher auftürmenden Wellen ans Ufer. In der Ferne kündigt sich mit Donnergrollen und tiefer Schwärze ein gewaltiges Gewitter an.

„Das sollte man wohl nicht machen, schwimmen gehen ohne die Haare zu waschen", spricht mich unvermittelt eine Frau in den Vierzigern an. Sie wickelt sich ihr Strandtuch um den nassen Körper. Sie sei gestern erst angekommen und habe soeben ihre erste Kopfmassage erhalten. Danach ging sie im Meer schwimmen – mit den öligen Haaren.

„Ich sollte das ja eine Stunde auf dem Kopf einwirken lassen, und die Zeit wollte ich nutzen und noch eine Runde im Wasser drehen!"

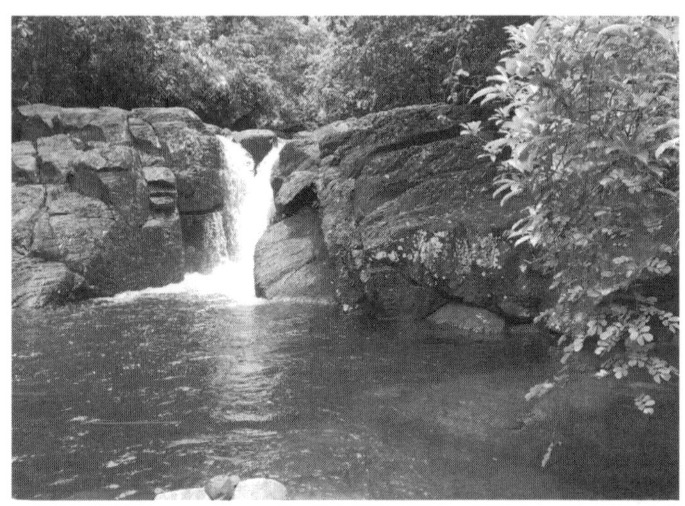

Erfrischender Badeausflug zu einem Wasserfall ganz in der Nähe

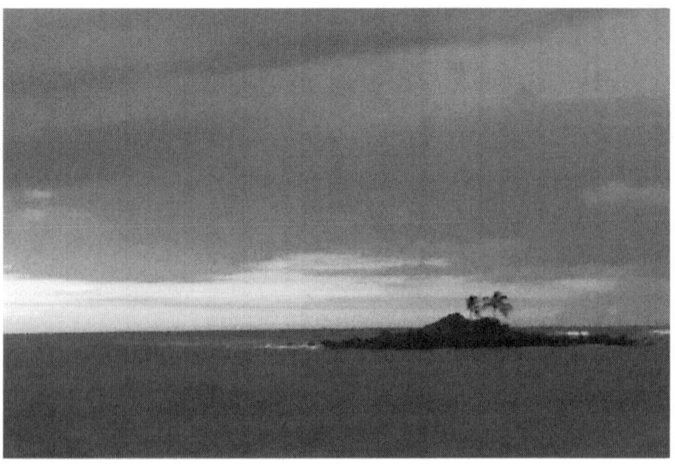

Ein gewaltiges Tropengewitter kündigt sich an

Eine Welle erwischte sie und schaufelte ihr eine Mischung aus Meerwasser und aufgewühltem Sand auf den Kopf. Das Ganze verband sich offensichtlich zu einer kaum noch lösbaren Pampe, die mich an Salzteig erinnert.

„Wissen Sie, wie ich das jetzt wieder rauskriege?“

Außer dem Rat, es mit einer Menge Shampoo zu versuchen, fällt mir nichts ein.

Zu Claudia und Jörg haben sich heute Mittag zwei andere Gäste gesellt. Der drahtige alte Herr, der mir nun zusammen mit seiner Frau statt der beiden Remscheider am Tisch gegenüber sitzt, schwärmt, dass Ägypten seine zweite Heimat sei.

„Dieses Klima dort, herrlich! Es ist zwar heiß, aber nicht so feucht wie hier. Für mich ist das nichts, ich gehe fast ein hier. Ich zähle die Tage schon rückwärts, bis es wieder ans Rote Meer geht!“ Mit grimmiger Mine stochert er in seinem Linsengericht herum. Seine Frau neben ihm lächelt zerknirscht.

„Ach, so schlimm ist es doch nicht! Und du weißt, wie gut dir die Kur tut!“

An mich gewandt meint sie: „Er ist schon über die 80, stellen Sie sich das mal vor!“

„Das tut doch jetzt nichts zur Sache“, kontert ihr Mann. Es geht hin und her zwischen den beiden. Einem Ehedisput beizuwohnen, das brauche ich nun wirklich nicht.

„Egal jetzt, jedenfalls müssen wir nur noch drei Tage bleiben, dann gehts zurück nach Ägypten“, so das finale Statement meines braun gebrannten, kahlköpfigen Gegenübers. Genauso stelle ich mir Ramses II vor … Zum Nachtisch erfahre ich noch von ihm, dass er innerhalb von zwei Wochen mindestens 150 Euro Trinkgeld verteilt. Warum auch immer er meint, dass diese

Information interessant für mich sein könnte. Ich hoffe, beim nächsten Mal die Mahlzeiten wieder zusammen mit Claudia und Jörg verbringen zu können.

Das seit dem Nachmittag erwartete Tropengewitter geht mit gigantischer Kraft nieder. Niemals habe ich einen solchen Donner gehört. Wobei Donner ist schon gar kein Ausdruck mehr ist. Die Welt beugt sich unter einem einzigen riesigen Krachen. Mehrmals fällt an diesem Abend der Strom aus. In der stockdunklen Nacht rauschen Hektoliter Wasser vom Himmel. Aus Pfützen werden kleine Seen. Aber der Boden im Garten scheint die Niederschlagsmengen gewohnt zu sein, denn relativ schnell versickert die Wasserflut.

Die Wände in meiner Hütte sind undicht. Im Bad regnet es durchs Dach, und neben meinem Bett dringt das Wasser durch die Holzwand. Dort, wo die Bretter aneinanderstoßen, fließt es in feinen Rinnsalen zu Boden, um zwischen den offenbar ebenso undichten Dielenbrettern wieder zu verschwinden. Ich werfe mich aufs Bett und muss feststellen, dass die Matratze auf der Wandseite patschnass ist. Nun kommt einer der Vorteile eines Zweibettzimmers zum Tragen: Ich ziehe um ins andere Bett. Morgen will ich die Matratzen tauschen, denn ich schlafe lieber an der Wand.

Endlich konnte ich mal durchschlafen. Nur gelegentlicher leichter Husten zeugte in der Nacht noch ein-, zweimal von der vergangenen Erkältung, ich konnte aber gleich wieder einschlafen. Genüsslich strecke ich mich im Bett, als das Handy um 6:20 Uhr Glöckchentöne von sich gibt, um mich zur Yogastunde zu wecken. Aber etwas stimmt nicht. Es ist warm und feucht … Mein Gott, wie peinlich! Die regelmäßige Einnahme des Abführmittels hat in der Nacht ihre Wirkung gezeigt: Ich habe mein Laken verschmutzt. Ein Bett ist klatschnass, und das andere … Ich springe aus dem Bett und ziehe das Laken und den dünnen Matratzenschoner ab (glücklicherweise gibt es einen). Die Tücher schleppe ich unter die Dusche. Das Wasser rauscht minutenlang auf die Peinlichkeit, dann ist nichts mehr zu sehen. Der Zimmerservice hatte ein Plastikschildchen mit der Aufschrift „Please change linen" – bitte Laken wechseln – auf dem Schreibtisch hinterlegt. Dieses Schild platziere ich auf dem ausgewrungenen Wäscheberg und lege ein paar Dollar dazu. Die Sache ist mir wirklich unangenehm, aber ich tröste mich mit der Vermutung, dass so etwas vielleicht auch anderen Gästen passiert.

Mittlerweile fühle ich mich wieder richtig fit. Täglich gehe ich zum Yoga und fast jeden Nachmittag schwimme ich im Meer, wenn es mein Behandlungsplan erlaubt. Dabei verspüre ich kaum noch Appetit und muss mich gerade mittags fast zwingen, wenigstens ein paar Proteine in Form von Bohnen, Linsen und warmem Sagobrei zu mir zu nehmen. Obst dagegen könnte ich den ganzen Tag essen, aber der ausschließliche Verzehr von Mangos und Papayas stellt auf Dauer bestimmt keine ausgewogene Ernährung dar. Die Suppen hier sind sehr abwechslungsreich und nahrhaft, auch sie wähle ich zu fast jeder Mahlzeit. Dieser Kräutertrunk, der dreimal am Tag ausgegeben wird, scheint seine Wirkung zu zeigen. Entweder er oder die Kügelchen oder die Kombination von beiden sorgt wohl dafür, dass mein Appetit dermaßen ausgebremst wird. Ich bin wirklich überrascht, denn obwohl ich viel weniger Kalorien als üblich zu mir nehmen muss, um satt zu werden, fühle ich mich gleichzeitig gesund und leistungsfähig. Oder ist es vielleicht so, dass man ganz fest an die Wirkung von Ayurveda glauben muss, um einen Effekt festzustellen? Ich bin von Natur aus ein rationaler Mensch, was nicht bedeutet, dass ich mich gegenüber zunächst unerklärlichen Dingen wie der Heilung durch die Anwendung von ayurvedischem Panchakarma verschließe. Und deshalb bin ich hier. Ich bin keine Gläubige in irgendeine Richtung. Am ehesten glaube ich noch daran, dass alles im Universum stets nach einem Gleichgewicht strebt, dass es für alles einen Ausgleich gibt. Um eine Balance zwischen den Dingen wiederherzustellen. Und wenn es sich so verhält, dann ist das Gleichgewicht der erstrebenswerte Zustand aller Dinge. Das macht Sinn für mich.

Claudia ist neidisch auf meinen gezügelten Appetit und meint: „Ich verstehe das gar nicht, ich könnte den ganzen Tag essen wie ein Scheunendrescher!“ Unglücklich schaut sie Jörg an: „Vielleicht dauert es bei mir diesmal ja nur länger bis es losgeht mit dem Abnehmen.“ Am Abend stehlen sich die beiden in einem gemieteten Tuktuk davon, um auswärts essen zu gehen und „ein Bierchen zu trinken“. Sie haben gar kein Problem mit diesem Bruch der ärztlichen Verordnungen und fragten Madeleine und mich freundlich, ob wir mitkommen möchten. Die Aussicht auf einen lustigen Abend außerhalb des Resorts war äußerst verlockend. Aber ich für meinen Teil möchte die Panchakarma-Erfahrung, die ich in diesen 16 Tagen machen darf, nicht durch die Aufnahme „ungeeigneter“ Lebensmittel und Getränke verwässern. Auch Madeleine lehnte dankend ab.

Es ist erst 20:30 Uhr, aber durch die nur mit dünnem Glas versehenen Fenster dringen schon die Geräusche der Nacht in mein Zimmer. Gurren, Ticken, ein leises Quaken – die Dunkelheit vor der Hütte ist undurchdringlich und vermittelt mir auf eine beruhigende Weise Geborgenheit. Heute werde ich auf das Hörbuch verzichten und mich von den nächtlichen Tönen in den Schlaf tragen lassen. Ich beuge mich gerade zum Nachttisch hinüber, um das Licht auszuschalten, da nehme ich aus dem Augenwinkel eine flinke Bewegung an der Wand gegenüber wahr. Wie ein leichtes Flattern. Was war das? Ich starre auf die Wand, kann jedoch nichts erkennen. Endlich lösche ich das Licht und will mich auf die Seite drehen, um zu schlafen. Wenige Sekunden später schalte ich die Lampe wieder an und stehe murrend auf, um nachzusehen. Es wird mir ja doch keine Ruhe lassen, nicht zu wissen, was das gerade war. Ein paar Schritte vom Bett entfernt erstarre ich: Eine Kakerlake von bestimmt sechs Zentimetern Größe sitzt regungslos oben an der Wand. Ihr Panzer hat fast die gleiche Farbe wie das lackierte Holz. Und glänzt auch genauso, stelle ich mit einem Schaudern fest. Hätte sie sich nicht bewegt, wäre mir ihre Anwesenheit entgangen. Fieberhaft überlege ich, was zu tun ist. Das Tier muss raus, sonst wird es nichts mit schlafen. Erstens ein Reflex: zur Rezeption laufen, ein anderes Zimmer verlangen. Zweitens die Einsicht: Die tut ja nichts, ist in meinen konditionierten Augen nur ziemlich ekelhaft. Und so groß … Ich eile ins Badezimmer, schnappe mir einen Plastikbecher und reiße ein Stück Pappe von der Toilettenpapierverpackung ab. Dabei versuche ich, die Kakerlake nicht aus den Augen zu verlieren. Sie bewegt sich nicht vom Fleck. Beobachtet mich wohl, um meinen Plan zu durchschauen. Der erste Versuch, sie auf einem Stuhl balancierend mit dem Becher zu fangen, scheitert. Oh Gott, ist die schnell! Jetzt graut mir noch mehr vor ihr. Die Jagd

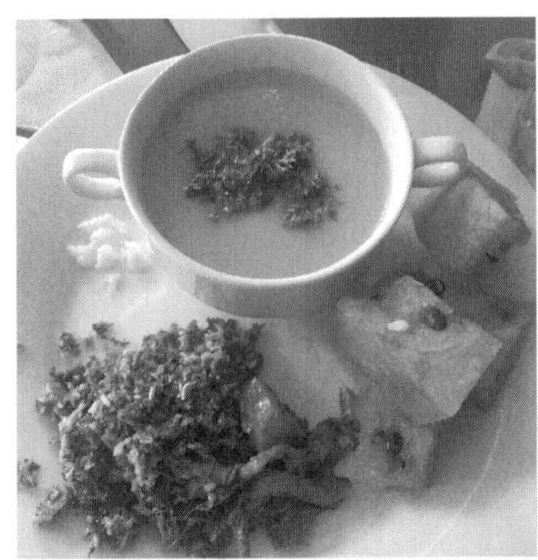

Ein leichtes Mittagessen mit Kürbissuppe, Gemüse und Obst

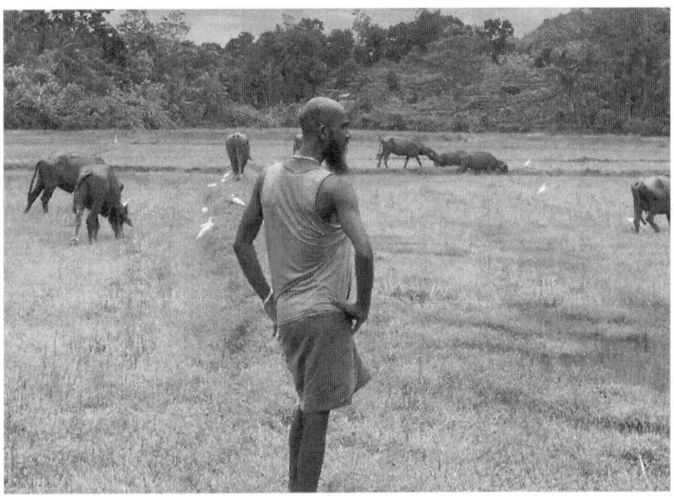

Neben dem Resort grasen Wasserbüffel. Aus ihrer Milch wird "Curd" hergestellt, ein besonders geschmacksintensiver Joghurt

geht durch die ganze Hütte. Hoffentlich entwischt sie nicht in eine Ritze! Schließlich rast sie ins Badezimmer, ich hinterher, wo sie dann doch in einem Spalt zur Außenwand verschwindet. Hoffentlich geht es dort für sie nach draußen! Sicherheitshalber lasse ich die Tür zum Bad über Nacht geschlossen und lege noch ein zusammengerolltes Handtuch vor die Tür. Die Hetze hat mich so aufgeregt, dass nun doch das Hörbuch zum Einschlafen herhalten muss.

Noch einen Tag später schaue ich mich immer erst genau um, bevor ich das Bad betrete. Aber ich sehe das Tier nicht wieder.

Im dampfenden Inhalationstopf unter meinem schweißnassen Gesicht dümpeln zwei Zitronenhälften und fünf Sorten Kräuter, die miteinander verkocht wurden. Das Gemisch duftet recht angenehm und ich fühle, wie die Dämpfe den Kopf zu durchdringen scheinen. Auch im übertragenen Sinn. Durch die ständigen Wiederholungen der Anwendungen merke ich, wie mit der Zeit eine Art meditative, entspannte Grundhaltung einsetzt. Dadurch, dass nichts Aufregendes passiert (bis auf Kakerlakenjagden), ich kein Fernsehen mehr schaue und auch kaum beunruhigende Nachrichten über das Handy zu mir vordringen, findet auch unter diesem Aspekt eine Reinigung statt. Ich hätte nie gedacht, wie rasch der Geist frei wird von den täglichen mentalen Belastungen, denen ich unweigerlich daheim ausgesetzt bin – oder denen ich mich selbst aussetze. Reagieren, handeln, antworten. Mails checken, Soziale Medien checken, Telefonate führen. Und über allem Input schweben die Inhalte der täglichen Nachrichten aus aller Welt. Leider sind die so gut wie nie positiv. Nun aber, nach wenigen Tagen der medialen

Askese, fühlt sich mein Kopf frisch und frei an. Was ich auch bemerke: Meine so gut wie ständig präsenten Rückenschmerzen nehmen immer mehr ab. Dazu trägt sicherlich auch die regelmäßige Yogapraxis bei. In den Asanas wechseln meine Muskeln ständig zwischen Anspannung und Entspannung, werden gedehnt und gekräftigt. Es fühlt sich an, als wachse mir ein Stützapparat.

Mit dem leisen Entfernen des Topfes unter mir beendet Chandana die Inhalation. Die anschließende „Four Hand Massage“ ist Neuland für mich. Der Körper wird dabei von gleich vier Händen, sprich von zwei Therapeutinnen massiert. Vollkommen synchron führen die beiden Frauen ihre Ausstreichungen durch, eine links und eine rechts von mir. Ich schließe die Augen und genieße. Nach einer halben Stunde beginne ich zu schwitzen. Liegt das an der intensiven Massage? Nein, der Ventilator an der Decke wurde ausgeschaltet, und im Nu machten sich die 33 Grad Außentemperatur bemerkbar. Ich frage freundlich, ob die beiden das Ding wieder in Betrieb setzen könnten, aber sie erklären mir, dass die Dame, mit der ich gerade den Behandlungsraum teile, hinter dem trennenden Vorhang > Udvarthana, eine Pudermassage erhalte. Ich sehe ein, dass eine Luftzirkulation dabei nicht gerade zuträglich ist. Glücklicherweise dauert es nur 20 Minuten, bis der Ventilator wieder eingeschaltet werden kann.

Zur anschließenden Akupunktur werde ich in ein Behandlungszimmer im hinteren Bereich des Zentrums geführt. Alle Liegeplätze auf der Terrasse waren besetzt. Ich habe herumgetrödelt und kam zu spät. Es ist unfassbar heiß hier, und in den stickigen kleinen Raum fällt so gut wie kein Tageslicht. Die reinste Sauna! Ich klettere dennoch auf die Liege, rücke den

Sarong zurecht und warte auf den Arzt. Nach drei Atemzügen bekomme ich Beklemmungen, packe mein Handtuch und flüchte raus in den Gang. Hier geht ein leichter Luftzug. In einer Nische entdecke ich einen unbesetzten Liegestuhl, in dem mich schließlich auch der Vaidya findet und seine Nadeln setzt.

Obwohl ich weiß, dass die Hitze das beste Klima für eine erfolgreiche Panchakarma-Kur ist, habe ich manchmal – so wie jetzt gerade – ein bisschen Sehnsucht nach der frischen, kühlen Luft der oberfränkischen Wälder. Jannis fehlt mir, besonders an den kurzen Abenden am Strand, wenn die Sonne im Meer versinkt. Und merkwürdigerweise muss ich manchmal an den Genuss von Käsebroten denken. Ich merke, wie sich mein Stimmungsbarometer aus heiterem Himmel gerade nach unten bewegt. Als wäre eine dunkle, schwere Decke über mir ausgebreitet. Aber mittlerweile habe ich viel über Ayurveda gelesen und weiß, dass diese Gefühlsschwankungen Teil des psychologischen Reinigungseffekts und damit eine normale Begleiterscheinung einer Ayurveda-Kur sein können. Rational betrachtet fehlt es mir an nichts, und ich bin mir sicher, mit dem Panchakarma gerade genau das Richtige zu tun, um mich wieder ins Gleichgewicht zu bringen. Mein Bürojob in der Hausverwaltung ist nicht die Erfüllung. Ihn vermisse ich kein bisschen. Weder die Tabellen noch die Abrechnungen konnten mich jemals in ihren Bann ziehen. Es war und ist ein Job zum Geld verdienen, mehr leider nicht. Dazu kommt der ständig als einengend empfundene persönliche Zeitmangel. Allein 52 Kilometer one way sind es bis zu meiner Arbeitsstelle in Bamberg, das macht jeden Tag anderthalb Stunden Autofahrt – wenn es gut läuft. Komme ich zurück von der Arbeit, warten Hausarbeit

Das Prinzip der ayurvedischen Meditation

Mir ist ein schönes Zitat zum Thema Meditation bekannt: „Auf den physischen Teil unseres Körpers verwenden wir viel Aufmerksamkeit. Wir achten auf ihn, ernähren ihn, wir pflegen ihn, wir schmücken ihn. Aber für den wichtigen mentalen Teil verwenden wir nur ganz wenig Zeit. Manchmal gar keine." *(Abt Kosgoda Subuthi Nayaka Thera, Kloster Ambalangoda, Sri Lanka)*

Das Wort Meditation stammt von meditari (lateinisch für „nachdenken, nachsinnen, überlegen").

Noch bis vor einigen Jahrzehnten mit spirituellen Kontexten in Verbindung gebracht, ist das Konzept des Meditierens schon lange vom Beigeschmack ritueller Geheimnisse losgelöst. Auch für mich war die Meditation ein Buch mit sieben Siegeln, als ich zum ersten Mal davon hörte. Bis ich einfach damit anfing. Man hat das Gefühl, dass der Mensch in unserer Zeit Gelassenheit, inneren Frieden und Ruhe anstrebt. Das Schöne ist, dass in jedem von uns ein Werkzeug steckt, um unseren Geist in Achtsamkeit und Aufmerksamkeit zu schulen, um Macht über unsere Gedanken und Emotionen zu erlangen. So wie ein Muskel in Ausdauer, in An- und Entspannung trainiert werden kann, können wir uns auch mental schulen. Auf den Punkt gebrachte Gedanken, also Fokussierung, und eine tief liegende innere Freude fördern unsere Widerstandskraft und Beständigkeit, auch wenn es im Leben einmal drunter und drüber geht. Nicht umsonst assoziieren und Besorgungen oder andere Dinge, die ich erledigen muss. Abends dann mit leerem Kopf vorm Fernseher, wo ich nicht selten einschlafe. Trotzdem erhole ich mich während des Nachtschlafs anscheinend nicht. Wenn fünfmal die Woche der Wecker um halb sieben geht, denke ich, mich tritt ein Pferd. Warum macht mir das frühe Aufstehen hier in Sri Lanka überhaupt nichts aus? frage ich mich. Zu Hause dann im Trott Büroklamotten rausgesucht, Haare frisiert, Make-up aufgelegt, damit ich frisch und fit und GUT aussehe. Eine schnelle Tasse Kaffee, bevor ich den Inhalt meiner Handtasche überfliege und zum Auto laufe, um mich auf den Straßen in den morgendlichen Verkehrswahnsinn einzureihen. Während ich mich in der Blechschlange vorwärts schiebe, überlege ich, was später einzukaufen ist.

Ich sollte mich nicht beschweren, denke ich, als die Akupunkturnadel am Knöchel eine kleine Bewegung mit einem Stechen quittiert. Eine liebe Familie, fester Job, schönes Haus, Sicherheit. Und doch kommen mir nun Gedanken, dass ich etwas ändern sollte. Ich merkte, wie mich die Kraft verlässt, wie ich krank werde. Ich möchte nicht mehr nur funktionieren, müde sein, antriebslos, oft traurig und ohne Energie. Ich spüre hier, dass noch ganz viel Leben in mir ist. Und bin mir deshalb ganz sicher, dass es Möglichkeiten zur Umgestaltung des Alltags gibt und dass mir Ideen kommen werden.

Gerade heute fallen mir wieder die Mädels aus der slowakischen Reisegruppe auf. Von ihrer anfänglichen Ausgelassenheit ist nicht mehr viel übrig. Einige durchwandern gedankenverloren mit gesenkten Köpfen den Garten, manche wirken richtiggehend traurig oder frustriert. So gut wie alle von ihnen haben ganz offensichtlich etwas an ihrem Busen machen lassen wir die genannten Attribute mit Stärke und Kraft. Und sie liegen rein in unserem inneren Wesen begründet. Meditation ist der Weg, um den Geist zur Ruhe zu bringen und sich einem Zustand von Gelassenheit und Weitsicht zu nähern.

Es gibt eine Vielzahl meditativer Techniken, aber eines haben alle als charakteristisches Merkmal gemeinsam: das bewusste Lenken der Aufmerksamkeit auf ein bestimmtes Objekt des Denkens, der Wahrnehmung oder der Vorstellung. Das unkontrolliert rotierende Gedankenkarussell soll zum Stillstand gebracht werden. Um diesen Zustand herbeizuführen, kann man über die Empfindung des Atems meditieren (Anapanasati), über die Visualisierung von Dingen, über Geräusche oder Mantras. Alle Techniken zielen darauf ab, das gewählte Meditationsobjekt möglichst lange und ohne Anstrengung in der Aufmerksamkeit zu halten. Im Zusammenhang mit Ayurveda gibt es dazu Ansätze, dass die Einteilung der Menschen in die drei individuell ausgeprägten Doshas Pitta, Vata und Kapha auch durch die Verwendung bestimmter Meditationstechniken unterstützt wird. Ein Ungleichgewicht wie ein erhöhtes Dosha kann durch Meditation ausgeglichen werden.

Pitta-Typen zum Beispiel können unter Umständen besonders gut mit Visualisierungen zurechtkommen, um in die Meditation zu sinken. Ein Vata-Typ ist oft ein Mensch, der die Umwelt eher über das gesprochene und gelesene Wort erfährt. Hier kann eine Meditation geeignet sein, in der beispielsweise > Mantras eine wichtige Rolle spielen. Der beständige und ruhige Kapha-Typ kann über Gefühls-

und ihre Lippen aufspritzen lassen, was nun auf groteske Weise in ziemlichem Gegensatz zu dem Eindruck steht, den sie nach außen tragen.

Aber die Welt ist doch nicht traurig und niederdrückend! Die anstehende Meditationsstunde kommt mir sozusagen wie gerufen. Schon daheim meditierte ich gelegentlich. Nach einem kurzen Einführungskurs in einer Yogaschule bekam ich einfache „Werkzeuge“ an die Hand, um mich in der Meditation zu üben. Die Schwierigkeiten zu Beginn lagen für mich zum einen darin, lange auf dem Boden zu sitzen. Durch Yogapraxis lernte mein Körper jedoch schnell, sich im Schneidersitz entspannen zu können und auch recht lange in dieser Stellung verweilen zu können, ohne dass die Beine schmerzen oder einschlafen. Am Anfang unterstützte ich die Wirbelsäule, die im Sitz aufrecht gerade sein sollte, durch die Verwendung eines Yogakissens. Ich schob es mir unter den hinteren Bereich des Gesäßes. Eine andere Schwierigkeit bestand darin, den Atem frei fließen zu lassen. Längere Zeit hatte ich das Gefühl, ihn auf unangenehme Weise „festzuhalten“. Als ich jedoch damit begann, die Meditation auf dem natürlichen Rhythmus des Atems aufzubauen, will heißen, meine Konzentration ausschließlich auf den Atem zu lenken, verlor sich das etwas beklemmende Gefühl allmählich. Derzeit fällt es mir am leichtesten in die Meditation zu sinken, indem ich über Dinge meditiere. Eine schöne Figur, eine Blume, eine Landschaft, irgendetwas Angenehmes. Sobald meine Gedanken auf andere Themen abzuschweifen drohen, lenke ich sie wieder auf dieses Bild. So kann ich je nach Tagesverfassung gut „versinken“ und den Kopf freibekommen.

Der Effekt blieb nach etwas Übung nicht aus. Ich fühle mich nach einer Praxis stets ausgeglichener, besonnener und frischer lenkung leichter entspannen. Um ein Beispiel zu nennen: Bei einem erhöhten Vata, das sich durch Nervosität, Schlafstörungen, Ängstlichkeit und Unruhe äußern kann, ist eine Meditation, die auf die Verwurzelung in der Erde abzielt, oft hilfreich. Bei Interesse finden Sie zum Thema „ayurvedische Meditation“ einiges an Literatur und Kursen.

Was die physische Seite angeht, zählten zu den beliebtesten Positionen das aufrechte und entspannte Sitzen im Lotus- oder im Kniesitz, aber auch andere Haltungen wie Liegen und Stehen werden verwendet. In der yogischen Tradition kommt die Meditation während der Ausführung von Asanas vor, im Zen-Buddhismus oft auch im Gehen.

im Kopf. Aber die Zeit, die ich für Meditationen aufbrachte, gab es in den letzten Monaten so gut wie nicht mehr. Wie für so vieles. Ich nehme mir hier und jetzt vor, eine Regelmäßigkeit einzuführen.

7

Nach acht Tagen habe ich drei Kilo abgenommen. Das geheimnisumwobene „Detox“ steht an. Schon in den vergangenen Tagen hörte ich immer wieder Gäste einander zuraunen: „Morgen habe ich Detox“ oder verschwörerisch: „Das Detox schlägt ganz schon durch!“

Ich google: Detox ist die Abkürzung für Detoxikation und bedeutet „Entgiftung“. Ich stoße auf eine Aussage der Deutschen Gesellschaft für Ernährung e. V., Zitat: „Anhänger der Detox-Diäten sind der Meinung, dass heutzutage so viele Gifte und Schadstoffe aufgenommen werden, dass der Körper sie nicht mehr vollständig ausscheiden kann. Diese unerwünschten Stoffe sollen sich dann als sogenannte Schlacken in Organen und im Bindegewebe ablagern. Als Ursachen werden neben einer ungesunden Ernährung mit Zusatzstoffen und viel Fett und Zucker auch Nikotin, Alkohol, Umweltgifte und Stress vermutet. Regelmäßig durchgeführte Detox-Kuren sollen Haut, Lymphsystem sowie Darm und innere Organe von Giftstoffen befreien und reinigen [...] Insgesamt liegen keine aussagekräftigen Humanstudien vor, die die Effektivität von Detox-Diäten untersuchen [...] “ In diesem Bericht wird infrage gestellt, ob der Körper wirklich „Schadstoffe“ als Stoffwechselprodukte herstellt und anschließend einlagert. „Unerwünschte Stoffe“ würden schließlich über Leber, Nieren, Darm, Haut und die Atmung ausgeschieden. Da ist sie wieder, diese Sache mit der wissenschaftlichen Nachweisbarkeit der Wirkung ayurvedischer Methoden und Anwendungen. Natürlich sind die geläufigen Aussagen über die Organfunktionen wissenschaftlich begründet und beweisbar und damit in diesem Sinne korrekt. Aber vielleicht umfassen die rein nachweisbaren Funktionen nicht alle Elemente, die Einfluss und Wirkung auf die Ganzheit des Menschen zeigt? Ich für meinen Teil glaube, dass die Grenzen fließend sind. Und lasse mich auf die bevorstehende Detox-Prozedur vorbereiten.

Am Abend bekomme ich nach dem Essen weder die üblichen Kräuterpillen noch den dunklen Trunk. Es gibt stattdessen ein anderes spezielles Pulver, das ich um vier Uhr am Morgen mit Wasser angerührt zu mir nehmen muss. Gegen sechs Uhr – ich dämmere auf dem Bett vor mich hin und lausche den Geräuschen der Tiere draußen, die den beginnenden Tag ankündigen – setzt sich mein Darm grummelnd, aber nicht unangenehm in spürbare Bewegung. Ich bleibe den ganzen Vormittag über aus nachvollziehbaren Gründen in der Nähe meiner Hütte. Das Frühstück in Form einer warmen Reissuppe bekomme ich wieder auf meiner Terrasse gereicht. Einige Gäste berichteten, das sie „am Morgen danach" einen drückenden Magen verspürten, mir jedoch geht es sehr gut. Die Wäsche müsste ich mal erledigen, fällt mir ein, und nun habe ich viel Zeit dazu. Zwischen zwei Bäumen hinter der Hütte spanne ich eine Schnur, die ich im Koffer hatte (alte Campergewohnheit), und nach einer halben Stunde Handwäsche im Waschbecken des Badezimmers schaukeln an der Leine Shirts, Bikinis und Hosen im warmen Wind.

Das Nachmittagsprogramm ist überschaubar, aber interessant: Das > Vasti steht an – der Einlauf. Dabei wird der Darm nicht nur gespült. Der Einsatz eines ayurvedischen Öls soll auch die Darmschleimhaut nähren. Da Vasti im Ayurveda nicht nur bei Erschöpfungszuständen, sondern auch bei Rückenproblemen indiziert ist, sehe ich der ungewohnten Prozedur positiv entgegen. Außerdem soll das Immunsystem gestärkt werden.

Nirmala, die Ärztin, steht zur vereinbarten Zeit mit einem Korb in der Hand vor meiner Tür. Seitlich auf dem Bett auf einer Unterlage liegend muss ich mich zur Wand drehen und das obere Bein anwinkeln.

“Please relax! Keine Sorge”, spricht Nirmala mir gut zu. Ich bin recht entspannt. Routiniert streift sich die Therapeutin Gummihandschuhe über und greift in ihrem Korb nach einem großen Plastikkolben. Ich ahne nun doch Schlimmes. Zu meiner Überraschung merke ich kaum, wie sie einen weichen Schlauch einführt und durch den Kolben warmes, dunkles Öl einlaufen lässt. Der leichte Druck ist durchaus bemerkbar, aber nicht schmerzhaft. Und nach einer Minute ist es vorbei.

„Bitte bleiben Sie 20 Minuten liegen, dann können Sie zur Toilette gehen“, meint Nirmala, als sie ihre Ausrüstung wieder in den Korb packt und das Zimmer verlässt. Ich warte. Nach 20 Minuten passiert gar nichts. Auch nicht nach 30. Ich stehe schließlich auf. Der Haupteffekt setzt bei mir erst nach ein paar Stunden ein, dann aber gründlich.

Am nächsten Tag fühle ich mich leicht wie eine Feder. Ich weiß, dass ich durch den physikalischen Flüssigkeitsverlust als Folge des Vasti sicherlich auch leichter geworden bin, aber Wasser, Tee und kräftige Suppen füllen meinen Vorrat in dieser Hinsicht schnell wieder auf. Das leichte Gefühl jedoch bleibt, obwohl ich wieder dreimal am Tag „ordentliche“ Mahlzeiten zu mir nehme.

Die heutigen Anwendungen konzentrieren sich auf meinen Kopfbereich.

Als erstes steht > „Nasya“ auf meinem Plan, die Reinigung

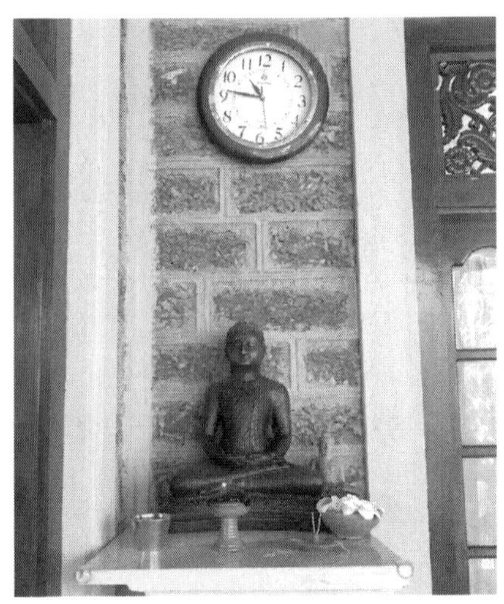

Die Therapien folgen einem genau festgelegten Zeitplan

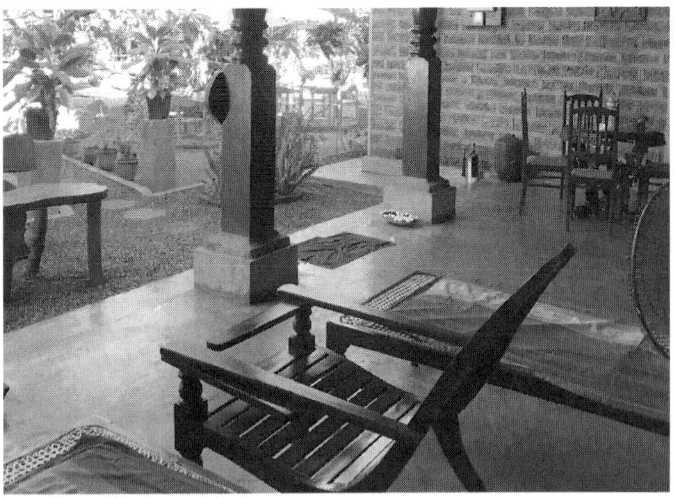

Akupunkturplätze auf der Terrasse

der Nase. Womit nicht unser profanes Naseputzen gemeint ist … Zur Vorbereitung lockert Chandana zunächst Verspannungen in Nacken und Gesicht und macht mit einer Creme die Haut weich. Sie legt ein warmes, zuvor mit Kräuter- und Gewürzsud getränktes Tuch über mein Gesicht. Damit bereitet sie die Nasenschleimhäute durch das Einatmen der Dämpfe für die Aufnahme eines speziellen Öls vor. Nasenspülungen mit einer Salzlösung nehme ich bei Erkältungen ja selbst vor, also weiß ich, was mich erwartet. Denke ich.

Chandana entfernt das Tuch und träufelt das warme Öl in beide Nasenlöcher. Es dauert nur einen Moment, bis das Öl über die Nasenhöhle den Weg in meinen Rachen findet. Es drückt und brennt, und nun scheint die Flüssigkeit selbst in die hintersten Höhlen meines Kopfes zu sickern. Ich muss mich zusammennehmen, um nicht aufzuspringen und die Flüssigkeit loszuwerden, stelle mir stattdessen vor, wie das Öl in meiner Nase seine breit angelegte Wirkung entfaltet. Die den Rachen entlang rinnende Tinktur soll ich nicht schlucken, sondern ausspucken. Ich hebe den Kopf, um die von Chandana gereichte Schüssel zu benutzen. Nach einigen Minuten ist die Nasenreinigung beendet. Die folgende Massage meiner Kopf- und Nackenregion wird die mobilisierende und reinigende Wirkung des Öles intensivieren, erläutert Chandana.

Nasya sollte man im Rahmen einer Panchakarma-Kur wenigstens dreimal durchführen lassen. Ich belasse es bei diesem einen Mal.

Auf die Shirodhara-Behandlung freue ich mich. Der Stirnnölguss soll gegen Traurigkeit helfen. Außerdem soll er tiefe Entspannung sowie Beruhigung für den Geist und die Sinne bewirken. Eine Orchidee bekomme ich nicht hinters Ohr gesteckt, aber abgesehen davon ist die Therapie auch etwas fürs Auge – wie vor vielen Monaten in der Werbeanzeige propagiert: Über meinem Kopf hängt eine Messingschale an schmalen Ketten. Daraus ergießt sich ein warmer Ölstrahl auf meine Stirn. Die Therapeutin hinter meiner Liege führt die Schale in festgelegten Bahnen von links nach rechts und zurück und sorgt für kleine kreisende Bewegungen. Äußerst wohltuend stellt sich nach einiger Zeit ein Kribbeln auf der Stirn ein, wie eine Aktivierung fühlt es sich an. Wenig später habe ich den Eindruck, dass sich der Kopf „leert". Alle äußeren Eindrücke verschwimmen wie in einem Aquarell, und das entstehende Bild ist von perfekter Harmonie. Herrlich im Gleichgewicht fühlt sich alles an, auf abstrakte Weise perfekt ausbalanciert.

Den Abschluss bildet heute eine Gesichtsmaske. Die danach vorgesehene Akupunktur muss ausfallen, sagte Dr. Rayapasha am Morgen: „Es gewittert, und deswegen kann ich heute nicht akupunktieren." Der Zusammenhang erschloss sich mir nicht und ich fragte nach.

„Das hat mit dem Einfluss der elektrischen Aufladung der Luft zu tun. Die Nadeln sind ja aus Metall." Jetzt verstand ich.

Also bin ich wenig später auf dem Weg zur Gesichtsmaske. Aus warmem Honig, angerührt mit einem Pulver aus fünf verschiedenen getrockneten Kräutern stellt Chandana eine weiche Paste her. Großzügig trägt sie sie auf mein Dekolleté und Gesicht auf. Die Mischung riecht etwas nach Sellerie und auch nach Kaffee.

„Das ist für die Schönheit! Und für deine Jugendlichkeit", lächelt sie. Das höre ich gern.

Tatsächlich stellt sich nach gut zwei Wochen ein umfassendes Wohlbefinden ein. Einen großen Teil dazu trägt bei, dass ich mittlerweile viereinhalb Kilo abgenommen habe. Auch die regelmäßigen Yogastunden machen sich bemerkbar: Ich fühle mich kräftig und fit. Der Rücken … Wenn ich jetzt an ihn denke, fällt mir auf, dass er seit Tagen friedlich ist.

Dem Erholungseffekt des regelmäßigen, ruhigen und angenehmen Tagesablaufs folgt allmählich Tatendrang. Ich merke, wie mein lange verschütteter Antrieb zurückkehrt, wie ich Dinge angehen will. Angenehme Dinge. Dem Vorhaben, einen Erfahrungsbericht über eine Panchakarma-Kur zu schreiben, war zum Beispiel einige Skepsis vorausgegangen. Ich habe sowieso immer zu viel zu tun, wie soll ich da noch ein druckreifes Manuskript zustande bringen? Denn mit täglichen knappen Aufzeichnungen ist es nicht getan, so ein Werk muss mit beträchtlichem Zeitaufwand nachbearbeitet werden. Nun verspüre ich die Energie dazu. Und eine große Lust, das Vorhaben tatsächlich umzusetzen und es nicht nur bei dem Wunsch zu belassen. Einige mittlerweile eingetroffene unangenehme Mails zu beantworten fällt mir ebenso erfreulich leicht.

Die Werte haben sich verschoben. Ich sehe Dinge klarer und entspannter. Was ist wichtig, was kann hinten rüber fallen? Wie vielen Dingen messe ich zu viel Bedeutung zu, rege mich über Marginalien auf! Ich für meinen Teil brauchte diese Zeit hier, diesen Bruch mit dem Eingefahrenen, um das Gedankenkarussell und das Hamsterrad-Empfinden zu stoppen.

Freundlich wie immer empfängt mich Dr. Rayapasha in seinem Behandlungsraum. Die Schlusskonsultation steht an, und damit naht das Ende meiner Kur. Er fragt mich nach meinem Befinden und führt die gewohnten Untersuchungen durch. Zufrieden meint er: „Mila, ich kann feststellen, dass Ihre Doshas wesentlich ausgeglichener sind." Er zeichnet eine kleine Skizze in meine Akte, um mir das aktuelle Verhältnis der Doshas zueinander zu verdeutlichen.

„Sorgen Sie dafür, dass Sie sich nicht verausgaben – das liegt in Ihrer Natur. Wenn sich Ihr Vata also wieder erhöht, dann achten Sie auf Ruhe, machen Sie es sich gemütlich und essen Sie etwas Warmes, Süßes."

In dem Ayurveda-Buch, das ich vor einigen Tagen in der kleinen Bibliothek auf der Terrasse entdeckte, fand ich Tipps, wie man überhöhte Doshas wieder auf „Normalniveau" bringen kann. Ein solches Buch werde ich mir daheim auch zulegen.

Dr. Rayapasha überreicht mir vier Seiten mit Tabellen.

„Hier finden Sie alle gängigen Nahrungsmittel und Gewürze aufgelistet. Nehmen Sie die Tabelle mit nach Hause, als Leitfaden für Ihr Essen. Ich habe sie persönlich für Sie erstellt."

Hinter jeder Kost hat der Vaidya eine Spalte angekreuzt, je nachdem, ob ich das Nahrungsmittel täglich, einmal die Woche oder einmal im Monat zu mir nehmen sollte. Für diese Liste bin ich wirklich dankbar, denn dass für mich zum Beispiel Kartoffeln im Idealfall nur einmal pro Woche empfohlen sind, darauf wäre ich natürlich von allein nie gekommen.

„Ich habe gehört, dass Sie noch eine kleine Tour unternehmen, um unsere schöne Insel kennenzulernen?"

Ja, schon ab morgen werde ich Sri Lanka quasi von der Straße aus entdecken! So erfolgreich und interessant die Zeit der Kur auch war, so sehr freue ich mich nun auch darauf, unterwegs sein zu können. Voller Dankbarkeit und mit einem angenehmen Kribbeln der Vorfreude im Bauch verabschiede ich mich vom Viadya und verlasse den Behandlungsraum.

Hunderte bunter Blüten und Zimtbaumblätter treiben auf dem warmen Wasser, das Chandana in eine Steinwanne eingelassen hat. Der Raum ist erfüllt vom Duft der frischen Blumen. Ich tauche ab in das Blütenmeer, als würde ich mich in die Mitte aller Elemente sinken lassen.

Dies ist meine letzte Panchakarma-Anwendung. Ich fühle mich wie neugeboren. Als sei jede Zelle runderneuert. Mein Körper ist durch und durch gelockert, gelöst, Unangenehmes ausgeschwemmt, ausgeschwitzt. Die Erfahrungen des Panchakarma werde ich in mein „normales" Leben überführen. Ich spüre, welch großer Gewinn das sein wird.

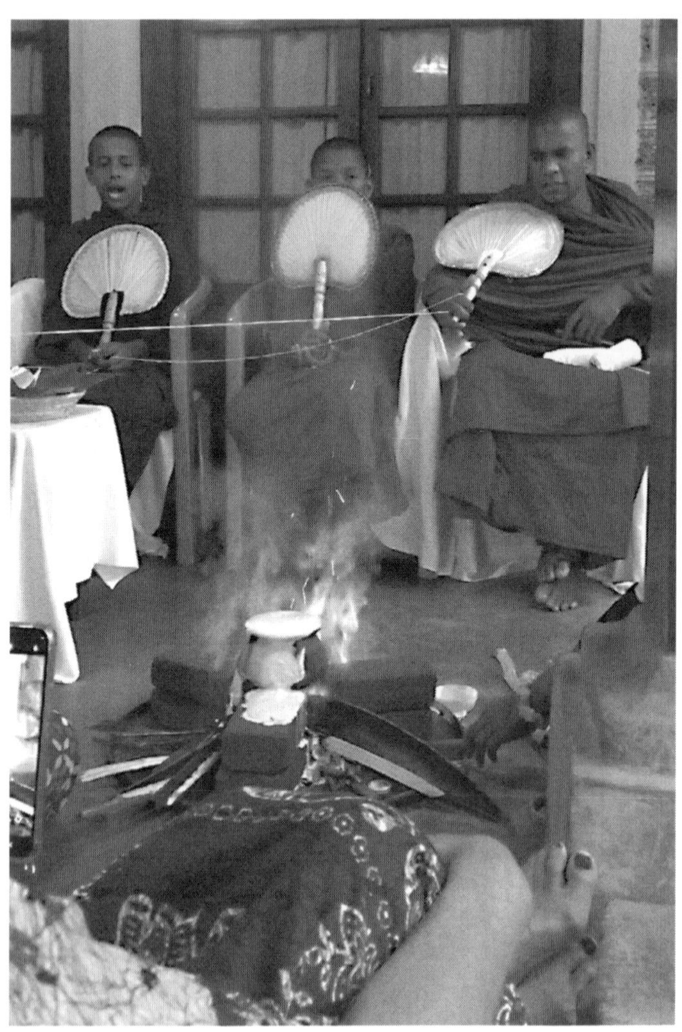

Der Moment, in dem die Milch überkocht

Abschied und Neubeginn

Heute um genau 6:26 Uhr beginnt das buddhistische neue Jahr. Genau vier Stunden, bevor meine Sri Lanka-Rundtour starten soll. Um Glück und Wohlstand für die Zukunft zu sichern, werden Häuser und Gärten gründlich gereinigt und verschiedene Rituale durchgeführt. Mir wird die Ehre zuteil, zu dieser frühen Stunde an einer Zeremonie teilnehmen zu dürfen. Ich ziehe meinen langen blauen Rock an: Gestern wurde uns mitgeteilt, dass blau die Glücksfarbe des kommenden Jahres sein wird. Auch die Leute im Dorf tragen heute alle blau.

Einer der Bräuche ist das Milchkochen. Dazu wird vom weiblichen Oberhaupt des Hofes, das in eine vorbestimmte Richtung blickt (die jedes Jahr variiert), ein Feuer auf dem

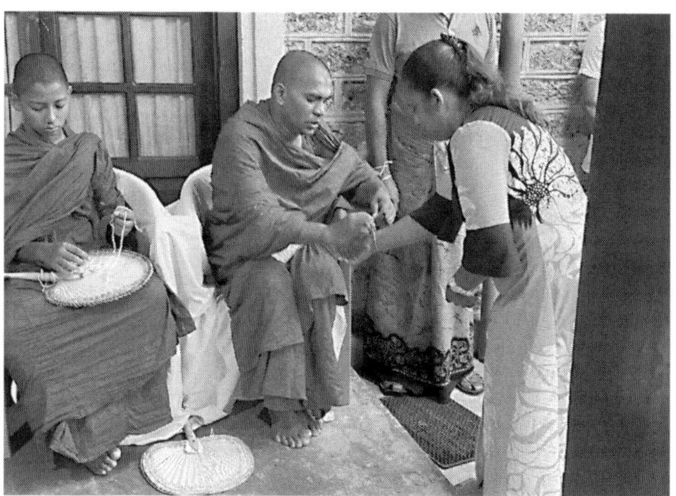

Der oberste Mönch bindet Glücksbändchen ums Handgelenk

Boden vor dem Haus entfacht. In einem neuen Tontopf, den sie dreimal anbetet, wird darauf das traditionelle Neujahrsgericht Kiribath (Milchreis) gekocht. Von der Ältesten der Familie bis zur Jüngsten haben sich alle versammelt, um zu sehen, wie die Milch aus dem Topf kocht – je schneller das passiert, desto glücklicher wird das neue Jahr werden. Fünf Mönche aus dem nahen Tempel haben sich zur Zeremonie eingefunden. Während das Feuerchen lodert, singen und beten sie. Es herrscht eine friedliche und feierliche Atmosphäre, die alle in ihren Bann zieht. Endlich kocht die Milch über. Nun bindet der oberste Mönch jedem Anwesenden ein gesegnetes weißes Bändchen als Glücksbringer ums Handgelenk, das wir tragen sollen, bis es abfällt – oder bis das Jahr vorüber ist.

Welch ein Geschenk, einen solchen Abschluss erleben zu dürfen – bei einem gleichzeitigen Neubeginn!

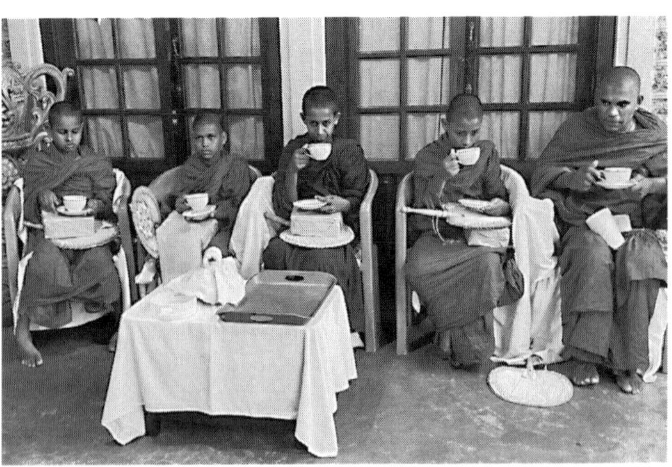

Zum Abschluss der Zeremonie wird Tee getrunken

Endlich Koffer packen! - Tipps dazu

Vor der Reise stellt sich die Frage: Was soll ich mitnehmen? Welche Kleidung macht Sinn und was sollte sonst noch mit?

Weniger ist mehr! Vor, nach und manchmal während der Ayurveda-Anwendungen trägt man einen Sarong, der während meiner Kur zur Verfügung gestellt wurde – die meisten Häuser halten das so. Der Sarong ist DAS Therapie-Kleidungsstück für Damen und Herren gleichermaßen. Um die Wäsche dieses „Basic-Teils“ muss man sich nicht kümmern: Auf Wunsch wird er täglich ausgewechselt. Das ist auch nötig, denn den ganzen Tag und manchmal auch während der Nacht wird Ihr Körper es mit sehr viel Öl zu tun bekommen. Da wäre es schade, seine hochwertige Kleidung zu verderben.

Eine Liste kann Ihnen helfen, so wenig wie möglich und so viel wie nötig in einen kleinen Koffer zu packen. Die folgende Übersicht ist passend für tropische Ziele wie Indien oder Sri Lanka. Falls Sie Ihre Kur zum Beispiel in Mitteleuropa durchführen, brauchen Sie natürlich angepasste Kleidung.

* **Leichte Sommerkleidung:** Shirts, kurzärmelige Hemden oder nicht einengende Sommerkleider, Tops und kurze Hosen. Lange, luftige Hosen für alle oder ein langer Rock für Mädels machen am Abend Sinn, denn es kann Mücken geben. Ein einziger etwas wärmerer Pulli oder Zipper reichte mir völlig aus – für abendliche Tuktuk-Fahrten.

* **Flip Flops:** Anderes Schuhwerk brauchen Sie nicht für den Aufenthalt im Resort. Für Ausflüge empfehlen sich bequeme Sneaker oder andere Schuhe, in denen Sie gut laufen können.

Trekking-Sandalen trage ich sehr gern, die sind recht robust und lassen Luft an die Füße.

* **Einmal-Slips:** Die Baumwoll-Slips gibt es in 5er- oder 10er-Packungen, sie sind perfekt für die Ölmassagen und -anwendungen. Ihr Einsatz widerspricht zwar meinen Grundsätzen im Hinblick auf Nachhaltigkeit, aber man kann sie zweimal tragen und sollte bedenken, dass bei der Verwendung Ihrer „normalen“ Slips zwei pro Tag gewaschen werden müssen.

* **Hut oder Käppi** gegen die Sonne

* **Badesachen:** Wenn es einen Pool und/oder Strand gibt – auf jeden Fall einpacken! Auf die Tage, an denen Sie nicht schwimmen gehen sollen, werden Sie vom Arzt/Therapeuten hingewiesen.

* **Sonnenbrille**

* **Sonnenschutz**: Empfehlenswert finde ich Schutzfaktor 30-50, je nach Hauttyp.

* **Lippenpflegestift** mit Sonnenschutzfaktor

* **Regenschutz:** Gerade wenn keine Trockenzeit herrscht, kann es gewittern oder unvermittelt wie aus Kübeln schütten. Ich finde einen Knirps-Schirm oder eine ganz leichte Regenjacke praktisch.

* **Lesestoff:** Wenn Sie Glück haben, gibt es vor Ort eine gut

sortierte Bibliothek. Oft findet sich dort jedoch nur englische Literatur. Das Lieblingsbuch würde ich also einpacken (oder zwei ...). Man hat – endlich! – viel Zeit zum Lesen. Ein Reader oder ein iPad geht natürlich auch.

* **Laptop:** WLAN ist zwar so gut wie überall Standard, aber fragen Sie sicherheitshalber trotzdem nach, ob es in Ihrer Unterkunft zur Verfügung steht. Und überdenken Sie, ob Sie wirklich einen Rechner brauchen, denn Sie sollen sich ja erholen und zur Ruhe kommen. Die meisten wichtigen Dinge kann man auch per Handy erledigen – und das lässt wohl kaum jemand zu Hause.

* **Adapter:** Fragen Sie in der Unterkunft nach, ob dort europäischer Elektrostandard verbaut ist und falls nicht, ob man vor Ort Adapter leihen kann. Meistens ist das der Fall.

* **Duschzeug, Shampoo, Antimückenspray:** Meist bekommen Sie die Pflegemittel entweder kostenlos vom Hotel gestellt oder Sie können sie für wenig Geld dort kaufen – und dann sind sie auch gleich nach ayurvedischen Vorgaben hergestellt.

* **Medikamente:** Notwendige Medikamente nehmen Sie natürlich mit. Falls Sie regelmäßig etwas einnehmen müssen, sollten Sie Ihren Ayurveda-Arzt im Erstgespräch darauf hinweisen.

* **Eine Kerze und ein Feuerzeug:** Für den Fall von Stromausfällen (gab es in Sri Lanka mehrmals wöchentlich).

* **Etwas Platz im Koffer lassen:** für Mitbringsel oder Ayurveda-Produkte

* **Für den Flug:** Eine lange Hose, einen Schal und eine Jacke (z. B. aus Fleece) sowie dicke Socken finde ich wichtig, denn es kann kalt werden an Bord. Kniehohe Stützstrümpfe machen durchaus Sinn gegen Thrombose (die Dinger sieht ja keiner unter der Hose). Man bekommt sie manchmal am Flughafen, hauptsächlich jedoch in Drogerien und im Sanitätsbedarf. Ich versuche, während des Fluges so oft wie möglich aufzustehen und herumzurennen oder kleine Übungen für die Beindurchblutung zu machen.

* **Was die Mahlzeiten an Bord angeht:** Sie können gleich mit vegetarischer Kost starten. Im Flieger bekommen Sie mittlerweile immer auch ein vegetarisches Gericht zur Auswahl angeboten.

Was ist was? Ayurveda-Begriffe

Im Ayurveda existieren viele spezielle Begriffe, von denen ich Ihnen einige der wichtigsten erläutern möchte. Zur besseren Übersicht sind sie alphabetisch geordnet.

Abhyanga: bezeichnet die wichtige Ganzkörpermassage. Mit speziell auf Konstitution, Hautbeschaffenheit und Krankheitsbild abgestimmten ayurvedischen Ölrezepturen wird der Körper sanft massiert. Dieses Ausstreichen mit warmem Massageöl kann mit zwei oder vier Händen durchgeführt werden.

Agni: eines der wichtigsten ayurvedischen Wirkungsprinzipien in unserem Körper. Man kann „Agni" mit „Verdauungsfeuer" übersetzen. Die Verdauungsprozesse und Stoffwechselfunktionen werden durch das Agni mithilfe von Enzymen und Hormonen gesteuert und reguliert. Agni-Störungen äußern sich durch Völlegefühl, Blähungen, Heißhunger oder Sodbrennen.

Agnivesha Tantra: Vorläufer des Charaka Samhita, des klassischen Ayurveda-Lehrbuchs. Verfasst um 1.000 v. Chr. von Agnivesha, bestem Schüler des Weisen Punarvasu Atreya

Akasa: Raum, Himmel

Akshitarpana: siehe > Netra Tarpana

Ama: Stoffwechselschlacke, Stoffwechselgifte. Der Begriff bedeutet wörtlich übersetzt „unverdaut". Nicht nur die ayurvedische Lehre empfiehlt, den Körper regelmäßig zu entgiften oder zu entschlacken. Nach der ayurvedischen Lehre wird Ama als eine Art Schlackenstoff im menschlichen Körper beschrieben, der unterschiedlichste Stoffwechselvorgänge behindern kann. Ama entsteht, wenn die von uns aufgenommene Nahrung wegen schlechter Ernährungsgewohnheiten oder einem schwachen Agni nicht richtig verdaut werden kann.

Amrit Kalash: übersetzt: „Das Gefäß, das den Lebensnektar enthält". Eine eingekochte Paste aus vielen Kräutern, aufwendig hergestellt, mit süßlichem Geschmack. Es ist die bedeutendste ayurvedische Nahrungsergänzung.

Aristha: flüssige Zubereitung aus fermentierten Kräuter- und Gewürzpflanzen, die heiß angesetzt werden. Bei der natürlichen Selbstgärung kann sich bis zu 11,5 % vol Alkohol bilden.

Asanas: Körperstellungen und Körperübungen aus dem Yoga. Asana steht für eine Einheit der Übungen zur ganzheitlichen Entfaltung von Körper und Geist. Ayurveda und Yoga lassen sich deswegen wunderbar miteinander kombinieren.

Asava: flüssige Zubereitung aus fermentierten Kräuter- und Gewürzpflanzen, die kalt angesetzt werden. Bei der natürlichen Selbstgärung kann sich bis zu 11,5% vol Alkohol bilden.

Ayurveda: das Wissen („Ayur") vom Leben („Veda"). Die ganzheitliche traditionelle Heilkunst stammt ursprünglich aus Indien und Ceylon (Sri Lanka). In ihrem ältesten Vorläufer (der Textsammlung Atharva-Veda) wurde sie bereits vor 3.500 Jahren erwähnt. Die drei Prinzipien (Doshas) des Ayurveda sind

> Vata - Wind, Luft und Äther (das Bewegungsprinzip), > Pitta - Feuer und Wasser (das Feuer- bzw. Stoffwechselprinzip) und > Kapha - Erde und Wasser (das Strukturprinzip). Das Ziel ayurvedischer Heilkunst ist die Vermeidung ernsthafter Erkrankungen, indem durch eine Reihe von Behandlungen das richtige Verhältnis der drei Doshas erhalten bzw. wiedererlangt wird. Bei der Therapie werden rationale, spirituelle und psychologische Methoden eingesetzt. Zentrale Elemente der ayurvedischen Behandlung sind besondere Massage- und Reinigungstechniken, Ernährungslehre, spirituelle Yogapraxis und angewandte Pflanzenheilkunde.

Basti: Einlauf. Eigentlich eine körperliche Reinigungsübung des Yoga, bei dem im Wasser unter fachkundiger Anleitung der Dickdarm gereinigt wird (Jala-Basti).

Bhasma: eine durch Verbrennung gewonnene Asche, die z. B. aus Muscheln, Federn, Hörnern, Metallen, Nichtmetallen und Kräutern gewonnen wird. Es handelt sich also um ayurvedische Metall-/Mineralienpräparate, die anschließend mit Kräutersaft oder durch Abkochung behandelt werden. Das Ausgangsmaterial durchläuft einen aufwendigen Reinigungsprozess, bevor die Reaktionsphase, in der einige andere Mineralien und/oder Kräuterextrakte eingearbeitet werden, erfolgt. Es soll der „Aufrechterhaltung einer optimalen Alkalität" dienen und bei der „Neutralisierung schädlicher Säuren" helfen *(Journal of Advanced Pharmaceutical Technology & Research, 2014 Jan.-März; 5(1): 4–12)*

Charaka Samhita: klassisches Ayurveda-Lehrbuch. Dieses

Kernstück der traditionellen Ayurveda-Literatur ist das älteste noch erhaltene medizinische Werk Indiens.

Churna: für die > Doshas verwendete Gewürzzubereitungen, die mitgekocht oder über das Essen gestreut werden.

Dhara: meint Körpergüsse mit warmem Öl (Dhara = Fluss). Einzelne Körperbereiche werden von Blockaden und Verschlackungen befreit.

Dhatu: ist der Gewebeaufbau, jedoch nicht im schulmedizinischen Verständnis. Sieben Gewebegruppen werden nach der Dauer ihres Erneuerungszyklusses und weiteren Kriterien aufsteigend gestaffelt. Dhatus werden durch die Zusammensetzung der Nahrung bestimmt und gebildet und durchlaufen während des Stoffwechsels einen Umwandlungsprozess, wobei jedes Gewebe aus der vorher liegenden Gruppe hervorgeht.

Dosha/Tridosha: (eigentlich: „Fehler") ist eine der wichtigsten Begrifflichkeiten des Ayurveda und bezeichnet die drei Grundprinzipien, die für sämtliche Vorgänge und Steuerungen im Körper verantwortlich sind. Es handelt sich um dynamische Kräfte, die nichts mit Substanzen zu tun haben. Die Doshas sind in ihrer Verteilung von Geburt an unterschiedlich in jedem Menschen angelegt und verleihen ihm so seine individuelle Konstitution. > Vata, > Pitta und > Kapha sind im Falle einer Erkrankung im Ayurveda im Hinblick auf die Konstitution bzw. auf ein aus dem Gleichgewicht geratenes Dosha so in Einklang zu bringen, dass der Zustand der individuellen Balance wiederhergestellt wird.

Dravjaguna: ayurvedische Pflanzenlehre. Verwendet werden Samen, Kräuter, Rinden, Blüten und Früchte, die in fein abgewogenen Verhältnissen oder als Einzelgabe zum Einsatz kommen. Gelegentlich werden die pflanzlichen Präparate auch mit metallischen oder tierischen Komponenten gemischt.

Gandusha: ayurvedische Mundhygiene, Ölziehen: ein Esslöffel Öl wird für fünf bis 20 Minuten im Mund hin und her bewegt und anschließend ausgespuckt.

Gashan: eine Trockenmassage mit einem Seidenhandschuh. Sie erfolgt mit kleinen kräftigen Ausstreichungen, die den Blut- und Lymphfluss anregen. Das Ziel sind Gewichtsreduktion und Gewebestraffung.

Ghee: ein aus Butter gewonnener Schmalz, der so gut wie kein Wasser und Milcheiweiß mehr enthält. Aus ayurvedischer Sicht werden Ghee entzündungshemmende und gesundheitsfördernde Wirkungen zugeschrieben.

Gunas: Eigenschaften, auch mentale. Die Urmaterie Prakritie ist durch drei wesentliche Eigenschaften charakterisiert: Tamas (Chaos, Trägheit, Dunkelheit), Sattva (Güte, Klarheit, Harmonie) und Rajas (Rastlosigkeit, Trieb, Energie, Bewegung).

Hirdibasti: ein Ölguss im Kräuterteigring auf dem Brustkorb

Janubasti: ein Ölguss im Kräuterteigring auf dem Knie

Kadibasti: ein Ölguss im Kräuterteigring auf dem Rücken

Kapha: eines der drei Doshas. Es besteht aus den Elementen Wasser und Erde, sein Grundprinzip ist die Trägheit. Kapha steht für Stabilität, das fürsorgliche, nährende Prinzip und ist auf körperlicher Ebene für alles Feste wie Knochen, Zähne und Nägel zuständig. Kapha ist kühl, weich, klebrig, süß, schwer und stabil.

Der Kapha-Typ

* neigt zu glatter und fetter Haut
* hat große Stärke und Ausdauer
* ist eine beständige und ruhige Persönlichkeit
* verspürt geringes Hungergefühl und hat eine langsame Verdauung
* hat eine langsame Auffassungsgabe, aber ein gutes Gedächtnis
* genießt tiefen, langen Schlaf
* hat meist kräftiges, eher dunkles Haar
* neigt zur Melancholie
* nimmt Dinge schwer und neigt zum Jammern
* bewegt sich nicht so gerne, ist schwer aus der Ruhe zu bringen
* verfügt über einen stabilen und schweren Körperbau, neigt zu Übergewicht
* geht Dinge langsam und methodisch an
* ist verlässlich

Kalari und Marma: tiefgreifende Massagetherapien, um den natürlichen Energiefluss wiederherzustellen. Mobilitätseinschränkungen und Gewebeverhärtungen sowie damit einhergehende Schmerzen können gelöst werden.

Karna Purana: Ohrbad. Bei der tiefen Behandlung des Gehörgangs und der Ohrmuschel fließt körperwarmes Öl in das Ohr, füllt den Gehörgang und verbleibt dort einige Momente, während der Kopfbereich sanft massiert wird. Die Behandlung kann bei nervlicher Anspannung, Tinnitus und Rastlosigkeit beruhigend wirken.

Kati Basti: eine Rücken- und Bandscheibenbehandlung, um Verspannungen und Schmerzen zu lösen. Warmes Öl wird in entlang der Wirbelsäule aufgebrachte Teigringe gegossen und wirken gelassen. Das Kräuteröl dringt tief ins Gewebe ein. Den Abschluss bildet eine Rückenmassage.

Kasaya Rasa: Geschmacksrichtung „zusammenziehend"

Katu Rasa: Geschmacksrichtung „scharf"

Lavana Rasa: Geschmacksrichtung „salzig"

Lepa: heiße Kräuterwickel mit einer Paste, die aus verschiedenen Kräuterpulvern hergestellt wird. Die Basis können Wasser, Öl, Milch oder Pflanzensäfte bilden.

Madhura Rasa: Geschmacksrichtung „süß"

Makabhyangelepa: eine verjüngenden und anregende Massage, die mit frischen Früchten oder einem Kräuterpeeling an Kopf, Gesicht, Nacken und Brust durchgeführt wird.

Mantra: ein heiliger Vers oder ein heiliges Wort. Mantras werden durch ständiges Wiederholen zum „Klangkörper“ einer spirituellen Kraft, die sich manifestieren soll. Im Zusammenhang mit ayurvedischer Meditation kann das Rezitieren von Mantras ein Meditationsobjekt darstellen.

Marma: ein Energiepunkt im Körper. Es gibt insgesamt 107 Marmapunkte. Unter dem körperlichen Aspekt werden Marmapunkte als Schnittpunkte zwischen Gelenken, Knochen, Muskeln, Sehnen, Arterien und Venen verstanden. Die Behandlung dieser Punkte ist ein spezieller Aspekt der ayurvedischen Massagepraxis.

Masalum: diese Gewürzsoße vereint alle sechs ayurvedischen Geschmacksrichtungen: süß, sauer, herb, bitter, salzig und scharf.

Meda: als „Meda Dhatu“ wird im Ayurveda das Fettgewebe bezeichnet.

Netra Tarpana (auch: Akshitarpana): Augenbad („Goldener Blick“). Um das Auge wird ein Teigring geformt, der mit warmem Ghee aufgefüllt wird. Die Therapie wirkt ausgleichend auf das in den Augen lokalisierte Pitta-Dosha. Das Bad hat eine entspannende und reinigende Wirkung auf das Auge, hilft bei Augentrockenheit, Augenbrennen, Sehstörungen und stärkt den Sehnerv.

Nidra: die Nacht- oder Schlafenszeit

Ojas: („Strahlen“), das feinstoffliche Endprodukt des Gewebestoffwechsels, auch als „achtes > Dhatu“ bezeichnet. Es steht für eine charismatische Ausstrahlung und pure Lebensenergie.

Padabhyanga: Fußmassage. „Wer die Füße eines Menschen in der Hand hält, hält auch seine Seele", so ein indisches Sprichwort. Diese ayurvedische Massagetechnik beinhaltet sanfte Streichungen und kreisende Bewegungen, meist mit Kräuteröl oder Ghee ausgeführt. Die Ayurveda-Fußmassage hat eine stimulierende und reinigende Wirkung auf nahezu alle Organe und Körperregionen, denn an den Füßen verlaufen viele Nervenenden. Im Gegensatz zur Fußreflexzonenmassage werden nicht nur die Füße, sondern auch die Unterschenkel massiert.

Panchakarma: (Pancha = fünf, Karma = Handlung), die „Königsklasse“ der ayurvedischen Kur. Das Konzept sorgt mit dem Durchlaufen von fünf Behandlungsschritten für eine Entgiftung und einen Verjüngungsprozess des Patienten. Ob alle und in welcher Intensität die fünf Schritte durchlaufen werden, hängt von der Indikation des Ayurveda-Arztes ab. Die Reinigungsschritte im Einzelnen sind:

1. Virecena, das medizinische Abführen
2. Asthapan Basti (Darm-Einläufe mit Kräutersud) – reinigend
3. Anuvasan Basti (Öl-Einläufe) – nährend
4. Nasja, Nasenspülung
5. Vamana, medizinisches Erbrechen

Pichu: lokal angewendete Packungen aus warmen Pasten, Salben, Ölen etc.

Pinda Sveda: Stempel-Massage mit warmen Kräutersäckchen. Die Stoffstempel enthalten Kräuter, Früchte und Getreide. Indiziert bei Gelenk- und Muskelschmerzen sowie Verspannungen. Auch angesagt als Schönheitsanwendung zur Hautstraffung und Fettreduktion.

Prana: die lebensspendende Atemenergie. Atemübungen zur Zusammenführung von Körper und Geist im Yoga nennt man z. B. Pranayama.

Rajas: ("dynamische, kämpferische Leidenschaft"), eines der drei Gunas. Geistiges Prinzip der Rastlosigkeit, Energie und Bewegung. Rajas veranlasst die Atemkraft und verursacht jede Art von Bewegung. Rajas wirkt antreibend und gleichzeitig betrübend.

Rasas: die sechs Geschmacksrichtungen süß, sauer, salzig, bitter, adstringierend (zusammenziehend), scharf. Die sechs Rasas sind für die Wirkung der Nahrungsmittel verantwortlich.

Rasayanas: energiereiche Nahrungsmittel, Gewürze oder Behandlungen, die dem Körper viel > Ojas zuführen. Dies soll für Verjüngung und Regeneration sorgen.

Pitta: („Galle“), eines der drei Doshas. Es besteht aus dem Element Feuer, sein Grundprinzip ist die Umwandlung. Pitta steht für trockene Hitze, es beeinflusst den Stoffwechsel und die Wärmeerzeugung. Pitta ist flüssig, scharf, leicht ölig, sauer.

Der Pitta-Typ

* hat einen mittelschwerer Körperbau

* geht die Dinge mit mittlerer Geschwindigkeit an
* agiert besonders systematisch und organisiert
* gibt Erlerntes systematisch wieder
* neigt zu Ungeduld und Verärgerung
* hat eine Neigung zur Perfektion
* ist leicht erregbar
* verspürt Abneigung gegen Hitze
* hat starken Hunger und eine gute Verdauung, kann Mahlzeiten schlecht ausfallen lassen
* verfügt über mittlere Auffassungsgabe und Gedächtnis
* ist ein guter Redner
* bewegt sich gern in der Natur
* muss Sport treiben, um sich wohlzufühlen
* ist unternehmungslustig und mutig
* mag gern kalte Speisen und kühle Getränke
* neigt zu Leberflecken und Sommersprossen
* hoher Haaransatz, neigt früh zu Geheimratsecken und Glatzenbildung

Sanskrit: die Sprache der vedischen Hochkultur, in der auch die ayurvedischen Lehrbücher verfasst wurden.

Sattva: („das Wahre"), eines der drei > Gunas. Geistiges Prinzip des Gleichgewichts und der Reinheit. Sattva wird als höchstes der drei Gunas betrachtet, da es einem Ding Reinheit und Harmonie verleiht und dem Menschen Weisheit und Wahrhaftigkeit verschafft.

Sattvavajaya: bezeichnet allgemein die psychologischen Therapiemethoden des Ayurveda. Grundsätzlich hat die ayurvedische Psychologie eine positive Sichtweise. Die Umstände werden Schritt für Schritt in Bezug auf „hilfreich“ und „schädlich“ geprüft, Schädliches stufenweise aufgegeben sowie durch Hilfreiches gemäß Dharma (Pflicht und Sinn des Lebens), Artha (Wohlstand) und Kama (Beziehungen) ersetzt.

Saundarya: („die Anmut“), bezeichnet Schönheitsbehandlungen.

Shankprakshalana: Darmreinigungskur im Rahmen von > Panchakarma

Shirobasti: Kopfbad. Der Kopf wird mit einer Haube bedeckt, in die warmes Öl gefüllt wird. Die Therapie hilft bei Kopfschmerz, Schlaflosigkeit und nervöse Zustände und wird bei Störungen des Vata eingesetzt. Shirobasti erfrischt das zentrale Nervensystem.

Shirodhara: Stirnguss mit Öl. Gegen Traurigkeit, inneren Druck und geistige Überbelastung sowie Schlafstörungen und Nervosität wird ein warmer Ölstrahl aus einer hängenden Schale in fest definierten Bahnen auf die Stirn laufen gelassen. Die Behandlung kann bis zu 50 Minuten dauern.

Srotas: Leitbahnen und Transportsysteme im Organismus. Es gibt Kanäle für Atem, Wasser und Nahrung, für die Versorgung und Beförderung der sieben Gewebe (siehe > Dhatu) und für die Entsorgung der körperlichen Abfallprodukte.

Svedana: verschiedene Wärmeanwendungen zur Ausleitung

wasserlöslicher Schlackenstoffe über den Schweiß. Das kann ein Kräuterdampfbad oder eine andere Wärmebehandlung sein. Svedana reinigt und macht den Körper weich und nachgiebig, unterstützt die Gewebeentgiftung, hilft, die Srotas zu öffnen und die drei > Doshas (Vata, Pitta, Kapha) auszugleichen. Die feinen Kommunikationssysteme der Organe wie Kapillaren und Lymphgefäße werden geöffnet.

Tamas: eine der drei > Gunas auf feinstofflicher Ebene, das ayurvedische Prinzip der Nicht-Aktivität. Es ist schwer und hemmend. Menschen mit einem hohen Tamas-Anteil sind träge, dumpf und häufig psychisch krank, neigen zur Depression.

Thailam: medizinische Öle aus Kräuteraufgüssen oder -abkochungen

Tikta Rasa: Geschmacksrichtung „bitter“

Triphala: „Dreifrucht“, gilt im Ayurveda als die eine der bedeutendsten Nahrungsergänzungen und als eines der wichtigsten > Rasayanas. Triphala besteht zu gleichen Teilen aus den Früchten Amla (auch Amalaki genannt) (Emblica officinalis, Indische Stachelbeere), Haritaki (Terminalia chebula, Rispige Myrobalane) und Bibhitaki (Terminalia bellirica, Grüne belerische Myrobalane). Es soll die Verdauung verbessern und den Körper entgiften, das Immunsystem unterstützen und dazu beitragen, Entzündungen im Körper zu reduzieren sowie bei der Gewichtsabnahme helfen.

Udarabhyanga: ayurvedische Bauchmassage, die das Verdauungsfeuer (> Agni) anregt und harmonisiert. Auf sanfte und entspannende Weise wird die Magen-Darm-Tätigkeit angeregt. Der Bauch ist der Sitz des Solarplexus, des Sonnengeflechts, seine Massage bewirkt innere Ruhe und Ausgeglichenheit. Udarabhyanga wird auch bei verschiedenen Erkrankungen der inneren Organe eingesetzt und fördert die Entgiftung des Körpers z. B. während einer > Panchakarma-Kur.

Udsadana: Trockenmassage, bei der Kräuterpulver mit ayurvedischen Ölen zu einer warmen Paste verarbeitet wird, mit dem die Massage erfolgt.

Udvarthana: Trockenmassage. Diese energetisierende Therapie erfolgt mit warmen Kräutern, Mehlen und Gewürzen. Wie auch Udsadana hat sie einen starken Peelingeffekt und wirkt sich reinigend, glättend und festigend auf die Haut aus.

Vaidya: ayurvedischer Gelehrter

Vasti: siehe > Basti

Vata: das Bewegungsprinzip, eines der drei > Doshas. Es besteht aus den Elementen Luft und Äther, sein Grundprinzip ist die Veränderung. Vata steht für Trockenheit, Kälte, Beweglichkeit, Feinheit von Körper und Psyche.

Der Vata-Typ

* ist schlank, dünn, zart, leicht, sehr groß oder sehr klein
* neigt zu trockener Haut
* hat ein längliches Gesicht und kleine Augen, unregel-

mäßige Zähne und schmalere Lippen

* hat gut sichtbare Venen
* mag kein kaltes, windiges Wetter, denn er friert leicht, speziell an Händen und Füßen
* ist begeisterungsfähig und geistig sehr agil
* hat ein unregelmäßiges Hungergefühl und unregelmäßige Verdauung, neigt zur Verstopfung
* neigt zu Kummer und Sorgen
* hat einen leichten und unterbrochenen Schlaf
* spricht schnell und ist sprunghaft
* geht Dinge schnell an, hält sie jedoch nicht gut durch oder aus, bringt wenig zu Ende

Veda/Veden: aus frühester Zeit (vor und um 1.500 v. Chr.) mündlich überlieferte, später verschriftlichte Sammlung religiöser Texte im Hinduismus. Zeitloses und vollständiges Wissen aller Naturgesetze, ihrer strukturierenden Dynamik und den Mechanismen, die die Vielfalt des Universums in vollkommener Ordnung erhalten und die Evolution sichern.

Quelle zu [1]:

- *SWR/25.04.2023/Matthias Bremer, Nina Rathfelder*
- *Sunderbai Phoolchandji Adarsh Shiksha Sansthan (SBPASS), Behandlungs- und Ausbildungszentrum für Naturheilkunde, Yoga, Akupressur. Indien)*

Mehr aus dem Stock und Stein Verlag Krefeld

Susanne Goertz

Nomaden der Seidenstraße

Mit Motorrad und Expeditionsmobil unterwegs

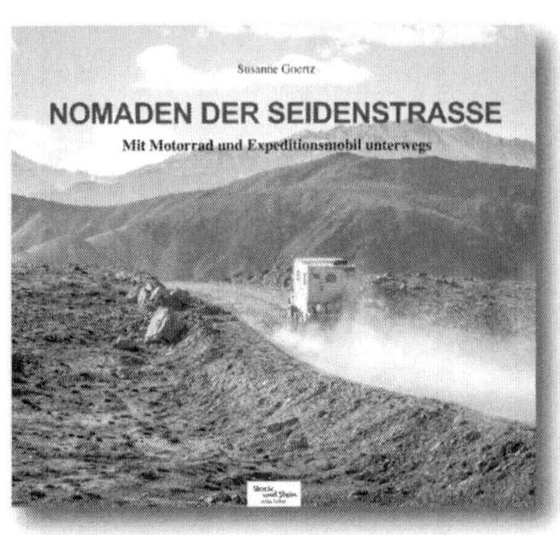

Mit Motorrädern und selbst ausgebautem Expeditionsmobil bereisten Susanne und Thomas Goertz mehrmals und auf verschiedenen Routen die Seidenstraße von Deutschland bis Tibet und Nepal. Während die Geschichten von ganz persönlichen Erlebnissen und den oftmals fremd anmutenden Lebensumständen der Menschen erzählen, die an der alten Route leben, fangen die Bilder nicht nur die ungeheuere Weite und Vielfalt der Landschaften und Kulturen ein, sondern zeugen von abenteuerlichen Situationen und Begebenheiten, denen die Autorin auf ihren Reisen nach Osten begegnete – und wie es dazu kam.

Ein großartiger Bildband, randvoll mit Reisegeschichten und Erlebnissen.

Die bereisten Länder: Italien – Griechenland – Türkei – Georgien – Aserbaidschan – Iran – Kasachstan – Turkmenistan – Usbekistan –Tadschikistan – Kirgistan – westl. China – Tibet – Nepal

Bildband im Großformat 27,6 x 24,6 cm, 2021, 260 Seiten,
farbig illustriert, Fadenbindung, mit Schutzumschlag.
29,90 €. ISBN 978-3-9817174-5-7

Mehr aus dem Stock und Stein Verlag Krefeld

Christian Ebener

Fünf Quadratmeter Freiheit

Mit der Landrover Ambulanz auf dem Landweg nach Australien

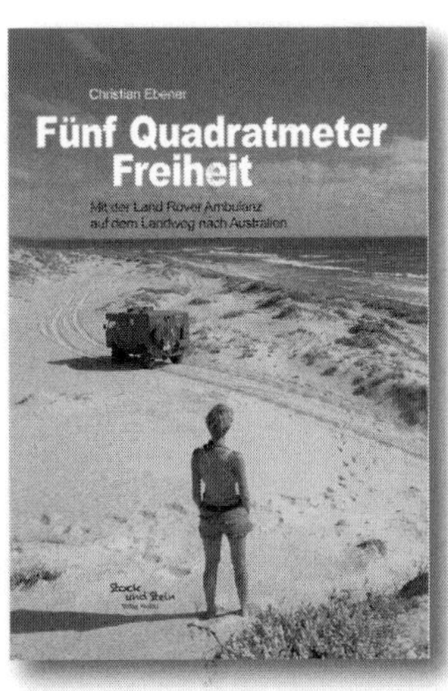

Kann man auf dem Landweg nach Australien fahren? Und wenn ja, welchen Herausforderungen müssten sich die Reisenden stellen? Diese Fragen wollen Christian Ebener und seine Frau Anja beantworten, als sie gemeinsam zu diesem großen Abenteuer aufbrechen. Erst kurz vorher haben die beiden Umbau und Restauration ihres fahrbaren Untersatzes abgeschlossen: einer beinahe vierzig Jahre alten Land Rover Ambulanz. „Major Tom" bringt die beiden Overlander heraus aus der Komfortzone des heimischen Alltags und mitten hinein in ein spannendes und oft entbehrungsreiches Leben "on the road", das fast zwei Jahre dauern soll.

Die bereisten Länder: Italien – Griechenland – Türkei – Georgien – Aserbaidschan – Kasachstan – Russland – Mongolei – Korea – Vietnam – Kambodscha – Thailand – Malaysia – Borneo – indonesische Inseln – Australien

Taschenbuch, 2021, Format 14,5 x 21 cm, 296 Seiten,
mit vielen Farbfotos,
18,90 €. ISBN 978-3-9817174-3-3

Mehr aus dem Stock und Stein Verlag Krefeld

Katrin und Klaus Mees

Freiheit zwischen Halbmond und Shiva

Mit Bulli und Rucksack durch die Zeit

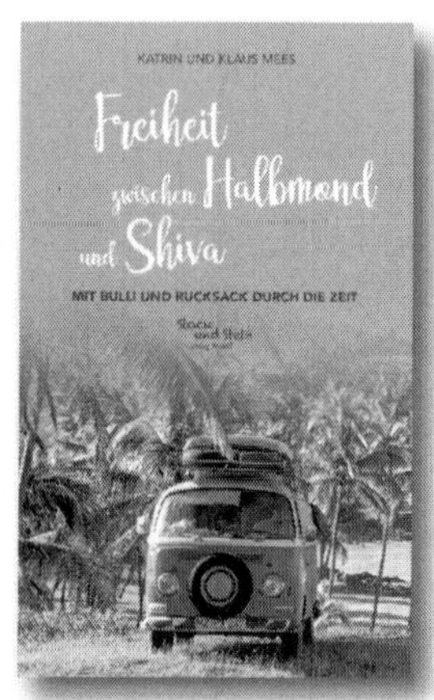

Weder die Moralvorstellungen noch das abgesicherte Leben ihrer Eltern erscheint den Autoren als verlockender Lebensentwurf. Ein VW Camper wird ihr geliebter und treuer Begleiter auf dem Weg nach Osten. Bald merken sie, dass Freiheit ein relativer Begriff ist. Mit dem Bulli unterwegs in Irak, Iran, Pakistan, Indien und Nepal, verbringen sie Zeit mit tibetischen Ärzten, buddhistischen Lamas und lernen den König eines alten Königreichs im Himalaya kennen. Als Pioniere sind sie unterwegs auf dem Everest Trek und folgen im Winter mit Rucksack und Zelt tagelang dem gefrorenen Zanskar-Fluss im Norden Indiens ...

Die bereisten Länder: Türkei – Syrien – Iran – Irak – Afghanistan – Pakistan – Indien – Sri Lanka – Nepal mit Himalaya – Tibet

Taschenbuch, 2022, Format 13 x 21 cm, 408 Seiten

Farbig illustriert mit 134 Fotos und zwei Routenkarten

19,90 €. ISBN 978-3-9824910-0-4

Unser Webshop

Scanne mich für das komplette Verlagsprogramm!

www.stockundsteinverlag.de